T0237239

Sequenz und Struktur des Pro-Enteropeptidase-Gens als Basis für Mutationsanalysen bei angeborenem Enteropeptidasemangel

Cornelius Bück

Sequenz und Struktur des Pro-Enteropeptidase-Gens als Basis für Mutationsanalysen bei angeborenem Enteropeptidasemangel

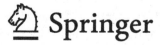 Springer

Cornelius Bück
Spiegel bei Bern, Schweiz

ISBN 978-3-658-40166-5   ISBN 978-3-658-40167-2   (eBook)
https://doi.org/10.1007/978-3-658-40167-2

Die Deutsche Nationalbibliothek verzeichnet diese Publikation in der Deutschen Nationalbibliografie; detaillierte bibliografische Daten sind im Internet über http://dnb.d-nb.de abrufbar.

Planung/Lektorat: Renate Scheddin
Springer ist ein Imprint der eingetragenen Gesellschaft Springer Fachmedien Wiesbaden GmbH und ist ein Teil von Springer Nature.
Die Anschrift der Gesellschaft ist: Abraham-Lincoln-Str. 46, 65189 Wiesbaden, Germany

Danksagung

Ich möchte meinem Doktorvater Herrn Priv. Doz. Dr. med. Andreas Holzinger für sein großes Engagement, seine Betreuung und seine stets hilfreiche Beratung danken. Er weckte bei mir das Interesse für die Genetik und führte mich an die molekularbiologischen Techniken heran. Ebenso möchte ich Herrn Dr. rer. nat. Stefan Kammerer danken, der mich stets mit seinem ex- perimentellen Wissen und Können unterstützte. Danken möchte ich auch Herrn Dr. rer. nat. Peter Mayerhofer für seine Hilfsbereitschaft und Unterstützung. Herrn Prof. Dr. med. Adelbert A. Roscher danke ich für die stete Diskussionsbereitschaft und das Interesse an meiner Arbeit. Weiter gilt mein Dank Frau Prof. Dr. med. Ania Muntau-Heger sowie meinen Kollegen Frau Dr. med. Esther Maier, Herrn Dr. med. Nils Krone und Herrn Dr. med. Pablo Landgraf für die erfolgreiche Zusammenarbeit. Darüber hinaus danke ich auch Herrn Prof. Dr. med. Hans-Beat Hadorn, dem Entdecker des angeborenen Enteropeptidasemangels, für seine Hilfsbereitschaft und Unterstützung meiner Arbeit sowie Herrn Prof. Dr. med. Dietrich Reinhardt für die Möglichkeit, die Arbeit in seiner Klinik weiterzuführen. Besonderer Dank gilt Herrn Prof. Dr. med. Hans Förstl, Herrn Ltd. OA Dr. med. Werner Kissling sowie Herrn Prof. Dr. med. Alexander Kurz, dass ich unter ihnen an der Klinik für Psychiatrie und Psychotherapie der TU München die Möglichkeit habe, dort zu arbeiten und zu lernen. Zuletzt gilt meine Dankbarkeit meiner Familie, im Besonderen meinen Eltern sowie Frau Dr. med. Ingrid Maria Fackler.

Zusammenfassung

Es war im Jahr 1969, als erstmals der angeborene Enteropeptidasemangel bei Neugeborenen und Säuglingen als neues und eigenständiges Krankheitsbild entdeckt wurde, dessen klinische Symptomatik hauptsächlich durch eine ausgeprägte Hypoproteinämie charakterisiert ist und dessen Verlauf unbehandelt tödlich enden kann. Schon damals wurde vermutet, dass dieses Krankheitsbild ursächlich durch einen genetischer Defekt bedingt sei. Bislang allerdings war noch nicht die Voraussetzung geschaffen, um diesbezüglich routinemäßig genetische Unter- suchungen durchführen zu können. Denn die wesentliche Voraussetzung dafür, nämlich die Struktur des Krankheits-Gens (Abfolge von Exons und Introns des Proenteropeptidase-Gens), war bisher nicht bekannt. Im Rahmen dieser Arbeit wurde erstmals die cDNA-Sequenz der Enteropeptidase mit sich überlappenden Oligonukleotid-Primerpaaren besetzt, die jeweiligen PCR-Produkte mit Didesoxyterminatoren sequenziert und mittels PC-Software Sequence- Navigator ausgewertet, so dass auf diese Weise die Struktur des Proenteropeptidase-Gens vollständig bestimmt werden konnte. Zusätzlich gelang es den zum Proenteropeptidase-Gen gehörenden Promotorbereich (inklusive möglicher TATA-Box) durch nested PCR mit Hilfe eines speziellen Kits (Genome walk®) 1,26 bp weit zu entschlüsseln. Insgesamt besteht das Proenteropeptidase-Gen aus 24 Introns und 25 Exons, die zusammen mehr als 88 kb umfassen. Die Größen der einzelnen Exons liegen im Bereich zwischen 36 bp und 182 bp, die der Introns zwischen 158 bp und 9000 bp. Für eine spätere Mutationsanalyse wurden alle exonflankierenden Sequenzen durchschnittlich 200 bp weit dargestellt, so dass Intronprimer für die Amplifikation aller Exons abgeleitet werden konnten. In einem Testdurchgang ließ sich diese Methode anhand einer aus Leukozyten präparierten DNA etablieren. Als Fortsetzung dieser Arbeit war es nun meinen Kollegen möglich, Mutationen in Leukozyten-DNA zweier Patienten mit angeborenem Enteropeptidasemangel zu entdecken. Betroffen sind dabei jeweils beide Allele. In Zukunft können mit Hilfe der in dieser Arbeit vorgestellten Methode alle verdächtigen Patienten auf einen angeborenen Enteropeptidasemangel genetisch untersucht werden.

Inhaltsverzeichnis

Abkürzungsverzeichnis

A	Einbuchstabencode für Adenosin
Arg	Dreibuchstabencode für Arginin
AS	Aminosäure
Asn	Dreibuchstabencode für Asparagin
Bp	Basenpaare
C	Einbuchstabencode für Cytosin
C-terminal	Carboxyterminal
cDNA	copy bzw. komplementäre DNA
ddNTP	Didesoxynukleotidtriphosphat
DNA	Desoxyribonukleinsäure
dNTP	Desoxynukleotidtriphosphat
DSCAM	Down-Syndrome cell adhesion molecule
G	Einbuchstabencode für Guanin
Glu	Dreibuchstabencode für Glutamin
Ile	Dreibuchstabencode für Isoleucin
kb	Kilobasen
mRNA	Boten-RNA
Mb	Megabasen
N-terminal	Aminoterminal
PAC	P1 artificial chromosome
PCR	Polymerase chain reaction
Pro	Dreibuchstabencode für Prolin
Pwo	Akronym für *Pyrococcus woesei*
Ser	Dreibuchstabencode für Serin
T	Einbuchstabencode für Thymin
Val	Dreibuchstabencode für Valin
W	Watt

Abbildungsverzeichnis

Tabellenverzeichnis

Einleitung

1

1.1 Die Enteropeptidase

1.1.1 Die Pawlowsche Enterokinase

Im Labor des russischen Physiologen und Verhaltensforschers Iwan Petrowitsch Pawlow (1849–1936), der vor allem wegen seiner Experimente zur klassischen Konditionierung an Hunden bekannt wurde, arbeitete 1899 sein Mitarbeiter N. P. Schepowalnikow, ein Student der Ingenieurwissenschaften, an der Fragestellung, ob der Darmsaft des Duodenums sui ge- neris als ein Aktivator des Pankreassaftes wirke. Er führte an Hunden entsprechende Beweis- experimente durch. Kernstück seiner Arbeit war eine einfache Versuchsreihe, wodurch die physiologische Wirkweise zweier verschiedener Darmsäfte einzeln und im Zusammenspiel miteinander charakterisiert werden konnte. Reiner Pankreassaft war in Gefäß I, reiner Darm- saft des Duodenums und des oberen Jejunums in Gefäß II, und ein Gemisch aus Darmsaft und Pankreassaft in einem dritten Gefäß enthalten. Anschließend wurden allen Säften gleiche Mengen an Fibrinstücken beigegeben. Nach kurzer Zeit war zu erkennen, dass in den Gefäßen I und II keine Verdauung der Fibrinstücke eingesetzt hatte, jedoch in Gefäß III sich ein ein- deutiger Abbau des Fibrins vollzog. Schepowalnikow fasste das Resultat seines Experimentes in drei prägnanten Aussagen zusammen (Schepowalnikow, 1900):

a. Reiner Pankreas-Saft besitzt keine Verdauungsaktivität.
b. Reiner Duodenal-Saft besitzt ebenfalls keine Verdauungsaktivität.
c. Findet jedoch ein Kontakt der beiden Säfte statt, so entsteht Verdauungsaktivität; der Darmsaft aktiviert den Pankreas-Saft.

© Der/die Autor(en), exklusiv lizenziert an Springer Fachmedien Wiesbaden GmbH, ein Teil von Springer Nature 2022
C. Bück, *Sequenz und Struktur des Pro-Enteropeptidase-Gens als Basis für Mutationsanalysen bei angeborenem Enteropeptidasemangel*,
https://doi.org/10.1007/978-3-658-40167-2_1

Pawlow selbst leitete daraus ab, dass im Sekret des Duodenums eben nicht Enzyme zur Ver- dauung eines bestimmten Nahrungsbestandteils vorhanden sind, wie z. B. die Amylase, die spezifisch Stärke spaltet, sondern Duodenalsekret ein „Ferment der Fermente" enthält, das ausschließlich Pankreasenzyme aktiviert, die ihrerseits wiederum die Fähigkeit besitzen, Nahrungsbestandteile zu verdauen. Aufgrund der exponierten Stellung im Verdauungsprozess, gleichsam als initiales Agens der Verdauungskaskade, nannte er dieses Ferment „Entero- kinase", das er aus den altgriechischen Begriffen κινsω (kineo = ich bringe in Bewegung,rege an) und ιό svτεϱον (to enteron = der Darm) ableitete (I. P. Pawlow, 1956). Unter Kinase wird allerdings heutzutage ein Enzym verstanden, das Proteine phosphoryliert. Wie sich jedoch im Rahmen weiterer biochemischer Untersuchungen ergab, phosphoryliert Pawlows „Enterokinase" nicht, sondern spaltet eine Peptidbindung. Deswegen wurde das Pawlowsche Enzym in „Enteropeptidase" (EC-Nummer: 3.4.21.9) umbenannt.

1.1.2 Aktueller Forschungsüberblick

Entgegen der Pawlowschen Annahme, dass Enteropeptidase das erste Glied der Verdauungs kaskade sei, zeigten jüngste Forschungsergebnisse aus Moskau, dass die Enteropeptidase aus einer Vorstufe (Proenteropeptidase) entsteht und durch das Enzym Duodenase aktiviert wird. Duodenase selbst wird in den Brunnerschen Drüsen des Duodenums gebildet und gemeinsam mit Drüsensekret ins Lumen abgegeben (Zamolodchikova et al, 2000). Erst im aktivierten Zustand kann die membranständige Enteropeptidase, die aus einer leichten und einer schweren Kette besteht (beide über Disulfidbrücken miteinander verbunden) und ausschließlich im oberen Dünndarm exprimiert wird, die Aktivierung der Pankreasenzyme bewirken. Die in den Azinuszellen des exokrinen Pankreas synthetisierten Pankreasenzyme gelangen als Zymogene (inaktive Vorstufen) via Exozytose in die Ausführungsgänge der Drüse. Über den Ductus pancreaticus werden sie, gefördert durch die parazelluläre H_2O-Sekretion des Duktus- Epithels, ins Duodenum geschwemmt, wo sie mit Enteropeptidase in Kontakt treten. Ein Trypsininhibitor hemmt zusätzlich die vorzeitige Aktivierung der Pankreasenzyme während der Passage durch den Ausführungsgang. Prinzipiell erkennt Enteropeptidase sterisch eine spezifische Aminosäureformation eines beliebigen Proteins und besitzt darüber hinaus die Fähigkeit, dieses Protein zwischen zwei definierten Aminosäuren zu spalten. Unter physiolo- gischen Bedingungen erfasst Enteropeptidase anhand räumlicher Strukturen ein aus insgesamt fünf Aminosäuren bestehendes Sequenzmotiv (Val-(Asp)$_4$) des inaktiven pankreatischen Proteins

Trypsinogen. Grundsätzlich ist dieser Anlagerungsprozess nicht ausschließlich an das Zielprotein Trypsinogen gebunden, denn Enteropeptidase ist in der Lage, universell in jedem Protein die obige Signalsequenz zu erkennen. In der experimentellen Proteinforschung ist daher aus diesem Grund die Enteropeptidase ein wertvolles Hilfsmittel. Der wichtigste und physiologisch bedeutendste Schritt nach der spezifischen Sequenzerkennung ist die Spaltung einer Peptidbindung im Inneren des Trypsinogen-Proteins. Sie vollzieht sich wohldefiniert Nterminal der Aminosäure Isoleuzin, indem die benachbarte Aminosäure Lysin kovalent an das Enteropeptidase-Enzym gebunden wird. Da diese Spaltung im Inneren und nicht an den Enden des Substratproteins stattfindet, wird Enteropeptidase auch der Gruppe der Endopeptidasen zugerechnet (Abbildung 1.1).

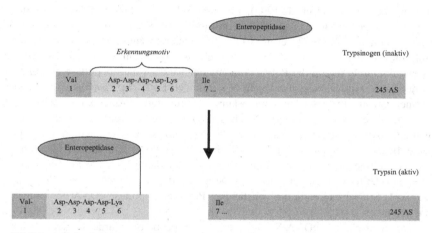

Abbildung 1.1 Sequenzerkennung und Peptidspaltung durch Enteropeptidase. Enteropeptidase erkennt ste- risch eine aus fünf Aminosäuren bestehende Sequenz (vier Asparaginsäurereste und ein Lysinrest) des Trypsino- genproteins und spaltet diese proteolytisch am N-terminalen Ende ab. Durch Protein-Neufaltung entsteht nach Abspaltung der Aminosäuren das aktive Verdauungsenzym Trypsin

Funktionell gesehen ist Enteropeptidase eine Serinprotease. Die Serinproteasedomäne wird von der kurzen Kette des Proteins formiert. Definitionsgemäß befindet sich bei Serinproteasen im räumlich gefalteten, proteolytischen Aktivitätszentrum die Aminosäure Serin. Die Familie der Serinproteasen umfasst z. B. die beiden Verdauungsenzyme Trypsin und Chymotrypsin, Enzyme der Blutgerinnungskaskade, wie z. B. Thrombin und Enzyme der neutrophilen Granulozyten

im Rahmen einer Immunantwort (z. B. Cathepsin G, neutrophile Elastase, Prote-
inase 3), die einerseits direkt Bakterien, Viren und Pilze abbauen und andererseits
Chemokine, Zytokine und einzelne Zellrezeptoren in ihrer Funktion aktivieren
bzw. hemmen. Eine Schlüsselstellung in der Verdauungskaskade fällt dem aktiven Trypsin zu, indem es nicht nur die (inak tiven) pankreatischen Proenzyme
wie Chymotrypsinogen, Pro-Elastase, Pro-Karboxypeptida- se, Pro-Phospholipase
und seine eigene Vorstufe Trypsinogen aktivieren kann, sondern auch (im Sinne
einer positiven Rückkopplung) Proenteropeptidase zu Enteropeptidase spaltet,
und zwar weit effizienter als Duodenase (Abbildung 1.2).

Anfang der 90er Jahre begannen die ersten molekularbiologischen Arbeiten zur Enteropepti- dase. 1993 erschien die erste Veröffentlichung zum Gen
für Proenteropeptidase: es wurde die Rinder-cDNA-Sequenz der leichten Kette
beschrieben (LaVallie et al, 1993). Im darauffolgenden Jahr veröffentlichte die
Arbeitsgruppe um J. E. Sadler die vollständige cDNA-Se- quenz der Rinder-
Enteropeptidase (Kitamoto et al, 1994). Sie isolierten zunächst das Protein und
führten anschließend eine Aminosäuresequenzanalyse mit Hilfe der Edmann-
Methode durch, indem die Polypeptidkette der Rinder-Enteropeptidase zu Teilen
sequenziert wurde. Ausgehend vom N-terminalen Ende des Proteins wird dabei
immer genau eine einzelne Aminosäure entfernt und chromatographisch analysiert, ohne dass die übrigen Aminosäuren der Proteinkette dabei gespalten
würden. Als Teilbereiche der Aminosäuresequenz vorlagen, konnten diese in
eine Basentripletsequenz auf DNA-Ebene übersetzt werden. Entscheidend für
die endgültige Sequenzbestimmung war dann der darauffolgende Schritt, nämlich mit Hilfe von Oligonukleotidprimern aus der abgeleiteter DNA-Sequenz
zunächst Stücke und dann die vollständige Proenteropeptidase cDNA des Rindes
zu gewinnen.

Die menschliche cDNA-Sequenz der Enteropeptidase wurde schließlich im
Jahr 1995 wieder in der Arbeitsgruppe um J. E. Sadler kloniert. Mit dem
Wissen, dass Rinder-Enteropeptidase homolog zu menschlicher Enteropeptidase
ist, konnte mit einer Rinder-cDNA-Sonde eine menschliche cDNA-Bibliothek
gescreent werden. Die dabei isolierten Plasmide wurden sequenziert, wobei
der kodierende Teil der menschlichen cDNA-Sequenz eine Länge von 3057
Basenpaaren hat, was einem Protein mit 1019 Aminosäuren entspricht. Zusätzlich wurde cytogenetisch die Lokalisation des Proenteropeptidase-Gens auf dem
langen Arm von Chromosom 21 (21q21) bestimmt (Kitamoto et al, 1995).

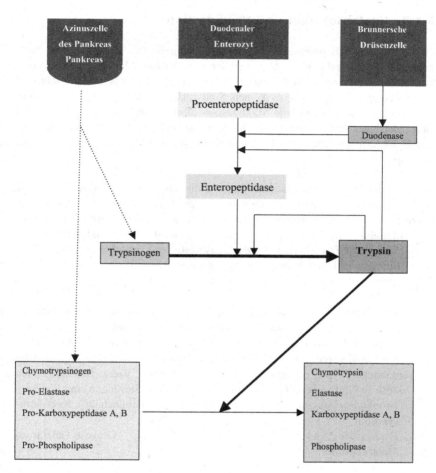

Abbildung 1.2 Vorgänge zur Aktivierung von Verdauungsenzymen im Duodenum. Das initiale Ereignis der Verdauungskaskade ist die Aktivierung der membranständigen Proenteropeptidase zu Enteropeptidase durch das Enzym Duodenase aus den Brunnerschen Drüsen. Enteropeptidase aktiviert in der Folge Trypsinogen zu Trypsin. Dem Trypsin kommt eine Schlüsselrolle in der Verdauung zu, da es sowohl seine eigene Vorstufe Trypsinogen, als auch die übrigen inaktiven Pankreasenzyme wie Chymotrypsinogen, Pro-Elastase, Pro-Karboxypeptida- se und Pro-Phospholipase sowie die Proenteropeptidase aktivieren kann

1.1.3 Malabsorption und Maldigestion

Der Ausdruck Malabsorption bedeutet die mangelhafte Aufnahme von Nahrungsbestandteilen durch die Mukosazellen des Darmes. Maldigestion hingegen bezeichnet die unzureichende Spaltung (Verdauung) der zugeführten Nahrung. Nach heutiger Sicht macht es keinen Sinn mehr, im klinischen Alltag beide Begriffe zu trennen, denn jede Maldigestion führt letztlich zu einer Malabsorption (Sleisinger & Fortran, 1998). Deswegen werden die verschiedenen Ebenen der Malabsorption diskutiert, die sich in eine luminale Phase, eine Mukosa-Phase und eine Transport-Phase aufgliedern:

a. Luminale Phase: Ankommende Nahrung, die aus Kohlenhydraten, Fetten und Proteinen besteht, wird im Darmlumen durch Pankreasenzyme gespalten. Die zu freien Fettsäuren gespaltene Triglyzeride gelangen mit Hilfe von Gallensäuren über Mizellenbildung in die Enterozyten. Störungen sind hierbei:
   i. *Mangelnde Hydrolyse*: z. B. Pankreasinsuffizienz, angeborener Enteropeptidasemangel, angeborener Trypsinogenmangel
   ii. *Insuffiziente Solubilisation*: z. B. Störung des Galleflusses

b. Mukosa-Phase: Die enzymatisch gespaltenen Kohlenhydrate und Aminosäuren werden über einen Na^+-Glukose-Symport in die Enterozyten aufgenommen. Dieser Transport kann gestört sein (Glukose-Galaktose-Malabsorption). Außerdem besitzen die Mukosa-Zellen im Bürstensaum selbst verschiedene Verdauungsenzyme, die genetisch defekt sein können, wie z. B. Laktase, die Laktose in Glukose und Galaktose spaltet. Mögliche Störungen sind hierbei:
   i. *Verminderte Mukosazellzahl*: z. B. Zöliakie (Zottenabflachung), Kurzdarmsyndrom
   ii. *Enterozyten-Defekte*: z. B. Laktase-Mangel, Glukose-Galaktose-Malabsoprtion

c. Transport-Phase: Die aufgenommenen Fettsäuren, Aminosäuren und Zucker gelangen aus den Enterozyten in die basolateral lokalisierten Lymphgefäße und von dort über den Ductus thoracicus in den venösen Schenkel des großen Kreislaufs. Absorptionsstörungen können in zwei Bereiche gegliedert werden:
   i. *Lymphatische Obstruktion*: z. B. Morbus Whipple
   ii. ii.*Vaskuläre Insuffizienz*: z. B. Morbus Orthner (Angina abdominalis)

1.1.4   Pankreas und Duodenum

Die während der luminalen Phase des Verdauungsvorgangs stattfindenden Aktivierungsprozesse bedürfen im Hinblick auf den angeborenen Enteropeptidasemangel einer genaueren Ein- sichtnahme. Deswegen soll im folgenden der pathologische Vorgang der mangelhaften Hydrolyse bzw. Maldigestion in Bezug auf Pankreas- und Duodenalzelle näher dargestellt wer- den:

Zum einen tritt Maldigestion bei insuffizienter Bildung von Pankreasenzymen (Pankreasinsuffizienz) auf. Pankreasproenzyme gelangen nicht ins Duodenum. Unter diesem Krankheitskomplex sind beispielsweise die Zystische Fibrose, der Z. n. Whipple-OP, der Z. n. chroni- scher Pankreatitis und der Z. n. Pankreasresektion einzuordnen.

Ferner kann die Ursache der Maldigestion ein angeborener Trypsinogenmangel sein. Diesem Leiden liegt ursächlich eine genetische Fehlbildung des pankreatischen Trypsinogens zu Grunde. Sei es, dass es entweder überhaupt nicht gebildet oder aber in falscher Proteinzu- sammensetzung synthetisiert wird, so dass es von Enteropeptidase nicht mehr aktiviert werden kann.

Schließlich kann Maldigestion durch einen angeborener Enteropeptidasemangel (McKusick 226 200) hervorgerufen werden. Als primäre Ursache besteht bei dieser Erkrankung eine mangelhafte Aktivität des Enteropeptidase-Enzyms, pankreatisches Trypsinogen zu Trypsin spalten zu können. Klinisch zeigt sich dasselbe Bild wie beim angeborenen Trypsinogenmangel. Hadorn und Kollegen gelang es 1969 erstmals, diesen pathophysiologischen Unterschied durch gezielte Diagnostik herauszustellen (Hadorn et al, 1969). Wahrscheinlich wurden zuvor einige Fälle von Proteinmaldigestion, die durch einen Enteropeptidasemangel verursacht wurden, fälschlicherweise als Trypsinogendefekt diagnostiziert.

1.2   Der angeborene Enteropeptidasemangel (McKusick 226 200)

1.2.1   Symptomatik

In der Regel werden Säuglinge mit angeborenem Enteropeptidasemangel schon kurz nach der Geburt durch intestinale Symptome wie Gedeihstörung, Vomitus, Diarrhoe und Fettstühle auffällig. Es findet sich eine ausgeprägte Hypoproteinämie, die ursächlich auf die Protein- Maldigestion zurückzuführen ist und maßgeblich die Entstehung peripherer Ödeme determi- niert. Gleichzeitig ist als ein weiteres wichtiges Merkmal eine Anämie zu beobachten. Insgesamt wurden weltweit 15 Fälle von angeborenem Enteropeptidasemangel in den Jahren 1969-1989 beschrieben: Hadorn et al, 1969; Polonovski et al, 1970; Tarlow et al (2 Fälle), 1970; Haworth et al, 1971; Pardou et al, 1975; Haworth et al (2 Fälle), 1975; Follet et al, 1976; Lebenthal et al (2 Fälle), 1976; Amat et al, 1978; Ghishan et al, 1983; Green et al, 1984; Marshall et al, 1989.

1.2.2 Diagnostik

Hans-Beat Hadorn und Kollegen gelang es 1969 erstmals einen angeborenen Enteropeptidase- mangel klinisch und biochemisch zu diagnostizieren. Für das Experiment sammelten sie Duodenalsaft ihrer Patientin, welcher distal der Papilla vateri entnommen wurde. Darin enthalten waren die vermeintlich defekte Enteropeptidase und alle Pankreasenzyme. In einem Versuch konnten sie zeigen, dass vor Zugabe von isolierter Rinder-Enteropeptidase keine enzymati- sche Funktion der drei pankreatischen Enzyme Trypsin, Chymotrypsin und Karboxypeptidase vorlag, jedoch danach deutlich deren Aktivität zu messen war (Abbildung 1.3). Daraus konnte geschlossen werden, dass die pathophysiologische Ätiologie der vorliegenden Erkrankung entweder auf der Ebene der Enteropeptidase oder auf einer ihr übergeordneten Stufe liegen muss (Hadorn et al, 1969). Eine weitere Besonderheit des angeborenen Enteropeptidase- mangels ist, dass er während der Stillphase klinisch maskiert ist, jedoch beim Abstillen unter Gabe von Kuhmilch akut auftritt (Abbildung 1.5). Aus diesem Grund ist die Kuhmilcheiweissunverträglichkeit neben Zystischer Fibrose und Zöliakie auch eine Differentialdignose. Allerdings ist bis heute noch nicht geklärt, über welchen Mechanismus Muttermilch die Pan- kreasenzyme im Darm des Säuglings aktivieren kann. Grundsätzlich muss betont werden, dass die Diagnose des angeborenen Enteropeptidasemangels sehr selten gestellt wird. Es erscheint jedoch wahrscheinlich, dass das Krankheitsbild deutlich unterdiagnostiziert ist. Denn im klinischen Alltag wird einer „Gedeihstörung" oft empirisch mit oraler Substitution von Pankreasenzymen oder hydrolysierter Säuglingsnahrung erfolgreich begegnet, ohne dass eine definierte pathophysiologische Ursache für das Leiden gefunden wäre.

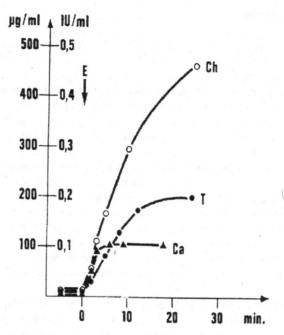

Abbildung 1.3 Fehlen von Enteropeptidase-Aktivität als die Ursache für Verdauungsstörungen. In diesem Beweisexperiment wurde Darmsaft distal der Papilla vateri entnommen und isolierte Rinder-Enteropeptidase beigegeben. Vor der Zugabe konnte keine Aktivität der drei pankreatischen Enzyme bestimmt werden, danach war sie jedoch deutlich zu messen. Damit war bewiesen, dass der vorliegenden Gedeihstörung ursächlich ein an- geborener Enteropeptidasemangel zugrunde liegt. E = Enteropeptidase, Ch = Chymotrypsin, T = Trypsin, Ca = Karboxypeptidase (Hadorn et al, 1969)

1.2.3   Therapie

Unbehandelt führt die Erkrankung zu einer ausgeprägten Gedeihstörung. Die kausale Therapie wäre die Substitution durch orale Gabe eines Enteropeptidase-Präparates. Da genügende Mengen von aktiver Enteropeptidase schwer zugänglich sind, erfolgt die Behandlung entweder durch orale Substitution von aktiven Pankreasenzymen (Abbildung 1.4) oder durch Fütterung mit Eiweisshydrolysaten, welche vom Darm direkt aufgenommen werden, selbst wenn das proteolytische Enzymsystem inaktiv bleibt, z. B. Nutramigen (Abbildung 1.5). Auch die Kombination beider Methoden ist möglich.

Wie die Graphiken in Abbildung 1.4 und 1.5 demonstrieren, stellt sich nach der Therapie ein eindrucksvolles Aufholen der Gewichtsentwicklung ein. Die Beobachtungen an diesen Patienten zeigen, dass Störungen der Proteinverdauung sich besonders dramatisch in den ersten Lebenswochen manifestieren, da die Anforderungen an ein funktionierendes proteolytisches System zu dieser Zeit besonders hoch sind. Die Wachstumsgeschwindigkeit unmittelbar nach der Geburt beträgt 17 cm pro Jahr. Werden im späteren Verlauf die Wachstumsgeschwindigkeit und der Proteinbedarf geringer, kann die Substitutionstherapie sogar beendet werden.

Zusammenfassend kann man bemerken, dass die klinische Manifestation des Enteropeptidasemangels eine hohe Altersabhängigkeit aufweist (Hadorn et al, 1975). Auf welche Weise sich nach den ersten Lebensjahren doch noch eine suffiziente Verdauung einstellt, ist bisher eine offene Frage. Allgemein wird angenommen, dass sich das Trypsinogen teilweise selbst aktiviert und dessen Aktivierung bei niedriger werdendem relativem Bedarf an Proteinverdauung ausreicht. In einer Phase besonderen Wachstums und Mehrbedarfs an Proteinen, wie in der Pubertät, kann es sein, dass bei den betroffenen Patienten wieder Proteinmangelsymptome auftreten, so dass eine neuerliche Therapie eingeleitet werden muss (Haworth et al, 1975).

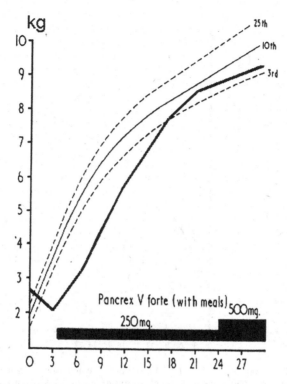

Abbildung 1.4 Verlauf des Körpergewichts eines Patienten mit Enteropeptidasemangel in Relation zu ei- nem Vergleichskollektiv. Unter der Gabe von oralen Pankreasenzymen (Pankrex V forte) konnte der Säugling wieder Anschluss an eine altersgemäße Entwicklung finden. Die Werte für Serumproteine lagen ab dem 17. Monat wieder im Normalbereich. Der Hämoglobinwert stabilisierte sich bei 11,2 mg/100 ml (Tarlow et al, 1970)

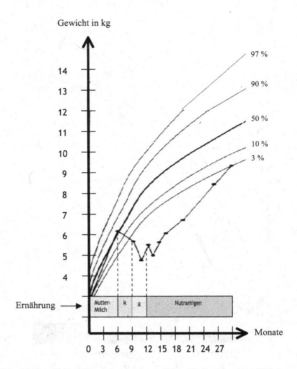

Abbildung 1.5 Verlauf des Körpergewichts eines Patienten mit Enteropeptidasemagel unter der Therapie mit Nutramigen (Proteinhydrolysat). Nach der Stillzeit von 6 Monaten wurde der Säugling mit k = Kuhmilch für 3 Monate ernährt. Anschließend fand eine g = glutenfreie Diät statt, weil der Verdacht auf Zöliakie vorlag. Bei Ausschluss der Zöliakie wurde ein angeborener Enteropeptidasemangel festgestellt, der mit Nutramigen (Proteinhydrolysat) therapiert wurde. Es kommt zum Aufholwachstum (Haworth et al. 1971)

1.3 Ziel der vorliegenden Arbeit

Durch die vorliegende Arbeit wird die Basis geschaffen, bei klinischem Verdacht auf angeborenen Enteropeptidasemangel Mutationsanalysen aus Blut durchführen zu können. Die conditiosine qua non hierfür ist die Kenntnis der Struktur (Abfolge der Exons und Introns) des Proenteropeptidase-Gens. Bei vollständigem Vorliegen der Genstruktur des Proentero- peptidase-Gens können Exon-Amplikons zur Mutationsanalyse gewonnen werden, die mittels Intronprimern synthetisiert werden (Abbildung 1.6). Ausgangspunkt dieser Arbeit ist die menschliche cDNA-Sequenz der Enteropeptidase, die seit 1995 bekannt ist (Kitamoto et al, 1995). Damit besteht die prinzipielle Möglichkeit, die Genstruktur des Proenteropeptidase- Gens mittels Exonprimern gleichsam retrograd zu bestimmen.

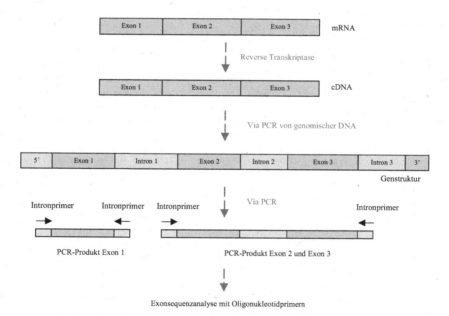

Abbildung 1.6 Von der mRNA zur Exonsequenzanalyse. Mit Kenntnis der cDNA-Sequenz, die mittels Reverser Transkriptase aus mRNA erzeugt werden kann, lässt sich über Exonprimer durch PCR-Aplifikation von Stücken genomischer DNA die Genstruktur des Proenteropeptidase-Gens bestimmen. Liegt die vollständige Genstruktur vor, so kann mit Hilfe von Intronprimern jedes einzelne Exon vollständig zur Mutationsanalyse amplifiziert werden

Material und Methoden 2

2.1 Rekombinierte DNA

2.1.1 Genbank-Screening

Im Rahmen des Humangenomprojekts sind Genbanken bzw. Genbibliotheken zur Klonierung menschlicher DNA entstanden. Darunter ist eine Sammlung verschiedener Bakterienstämme zu verstehen, die Träger des menschlichen Genoms sind. Menschliche DNA kann durch Plasmide in Bakterien gebracht werden. Ein Plasmid ist ein autonomer, selbstreplizierender und extrachromsomaler DNA-Ring. Mittels Restriktionsendonukleasen kann sowohl die Ringstruktur der bakteriellen Plasmid-DNA als auch menschliche DNA gespalten werden. Auf diese Weise ist es möglich, dass gespaltene menschliche DNA sich mit einem geöffneten ringförmigen Plasmid zu einer neuen ringförmigen Hybrid-DNA verbindet (Rekombinierte DNA). Da ein Plasmid fremde DNA in Bakterien einbringen kann, wird es auch als Vektor bezeichnet. In unserem Fall wurden pCYPAC1-Vektoren (in denen besonders große Abschnitte menschlicher DNA verpackt werden können) mit gespaltener menschlicher DNA verbunden und in Escherichia-coli-Bakterien eingesetzt. Diese genetisch veränderten Escherichia-coli-Stämme werden im Folgenden als PAC-Klone (*P*1-derived *a*rtificial *c*hromosome) bezeichnet (Abbildung 2.1).

Für die Genstrukturaufklärung des Proenteropeptidase-Gens wurder aus einer menschlichen Duodenalbiopsie eine Enteropeptidase-cDNA-Sonde hergestellt. Mit dieser Sonde konnte eine menschliche DNA-Bibliothek mittels Hybridisierung nach spezifischen PAC-Klonen gescreent werden. Insgesamt wurden vier positive PAC-Klone identifiziert. Zwei davon enthielten überlappend das gesamte

C. Bück, *Sequenz und Struktur des Pro-Enteropeptidase-Gens als Basis für Mutationsanalysen bei angeborenem Enteropeptidasemangel*, https://doi.org/10.1007/978-3-658-40167-2_2

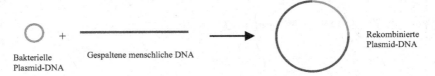

Abbildung 2.1 Rekombinierte Plasmid-DNA. Menschliche DNA wird in eine ringförmige Plasmid-DNA eingesetzt. Dadurch kann ein menschliches DNA-Stück extrachromosomal in Bakterien eingefügt und von diesen vermehrt werden

Proenteropeptidase-Gen. Die DNA der beiden PAC-Klone hybridisierte in einer FISH-Analyse menschlicher Zellen eindeutig auf Chromosom 21q21.

2.1.2 Klonale Vermehrung der PAC-Klone

Die beiden positiven PAC-Klone Nr. 3 und Nr. 4 dienten für die Strukturaufklärung des Proenteropeptidase-Gens als Substrat für alle Untersuchungen. Um auf die DNA des Proenteropeptidase-Gens in großen Mengen zurückgreifen zu können, werden jeweils 200 ml LB-Medium mit einem der beiden PAC-Klone beimpft, sowie das Antibiotikum Kanamyzin in Verdünnung 1:1000 zugegeben, um einen Selektionsdruck gegen diejenigen Bakterien zu erzeugen, die unerwartet die mit Kanamyzinresistenz verbundenen PAC-Vektoren verlieren sollten. Über Nacht wird eine Kultur auf einem Rüttler bei 37 °C angesetzt. Am Morgen empfiehlt es sich, zuerst einen Glyzerinstock aus 1000 µl gesättigter Bakterienkultur und 250 µl Glyzerin bei −80 °C tiefzufrieren. Anschließend wird der große Rest der Kultur 15 min bei $\omega = 10\,000$ U/min zentrifugiert. Der Überstand wird abgegossen und aus sedimentierten Bakterien wird PAC-DNA durch Ionenaustausch-Chromatographie (Qiagen Midi-Prep) gewonnen.

2.1.3 Qiagen Midi-Prep

Um aus dem abzentrifugierten Sediment reine DNA zu gewinnen, bedarf es einleitend dreier Schritte:

a. *RNAase*: Das Sediment wird in 10 ml P 1 Qiagen-Puffer aufgenommen, bis keine Klumpen mehr sichtbar sind. Alle vorhandene RNA wird enzymatisch abgebaut.

b. *Lyse*: Mittels 10 ml Qiagen-Puffer P 2, der NaOH enthält, löst sich die Struktur der Bakterienwände auf. Dabei geht die DNA in Lösung. Insgesamt wird der Lysevorgang auf 5 min angesetzt.

c. *Präzipitation von Proteinen*: Um eine grobe Trennung von DNA und anderen Bakterienbestandteilen zu erreichen, werden bei einer Inkubationszeit von 10 min 10 ml Qiagen-Puffer P3 zur Neutralisation zugegeben. Typischerweise fallen bakterielle Proteine aus und setzen sich, als Sediment sichtbar, am Boden ab.

Die im Überstand lösliche DNA wird durch Filterung von den bakteriellen Zellwandbestandteilen geschieden. Um reine DNA gewinnen zu können, muss sie mit dem 0,7-fachen des vorhandenen Lösungsvolumens an Isopropanol präzipitiert werden. Anschließend wird das Gemisch bei $\omega = 15\,000$ U/min 15 min zentrifugiert. Ist an der Wand des Röhrchens eine Ablagerung zu erkennen, kann der Überstand dekantiert werden. Entscheidend für die Präparation von DNA ist die möglichst vollständige Entfernung bakterieller Proteine aus der suspendierten Lösung. Es kann nun mit Hilfe der Ionenaustausch-Chromatographie die elektrisch negativ geladene DNA von elektrisch positiv geladenen Ionen in Form einer Ionenbindung abgefangen werden, während die übrigen Mikropartikel der Bakterien, die mehrheitlich neutral bzw. positiv geladen sind, nicht mit den positiven Ionen in anziehende Wechselwirkung treten und den Ionenfilter daher ungehindert passieren (Abbildung 2.2).

Zur Vorbereitung dieses Prozesses wird der Ionenaustauscher mit 4 ml QBT-Puffer äquilibriert. Daran anschließend wird das DNA-Sediment in 1 ml TE-Puffer resuspendiert, um in wässriger Phase mit 7 ml QBT-Puffer gemischt zu werden. Maßgeblich unter Mitwirkung der Ionen-Austausch-Säule wird die Scheidung von DNA und verbliebenen Restproteinen erreicht. Daran schließen sich vier Waschgänge mit je 8 µl QC-Waschpuffer an. Zum Eluieren der DNA aus der Ionenaustauschmatrix werden 8 ml des auf 70 °C erwärmten Qiagen QF-Puffers (Salzlösung) verwendet. Im Rahmen dieses Vorgangs verdrängt der Puffer die über positiv geladene Ionen bindende DNA und löst sie auf diese Art aus dem Ionenaustauscher heraus. Dies hat zur Folge, dass DNA wieder in flüssige Lösung übergeht und mit 3,5 ml Isopropanol präzipitiert werden kann, indem 30 min bei $\omega = 15\,000$ U/min zentrifugiert wird. Das meist mit bloßem Auge nicht erkennbare Mikrosediment wird in 0,5 ml Äthanol (70 %) aufgenommen, um dann 5 min bei $\omega = 100$ U/min nochmals zentrifugiert zu werden. Der Überstand wird abgekippt, das Mikrosediment kurz angetrocknet und dann in Aqua bidest aufgelöst.

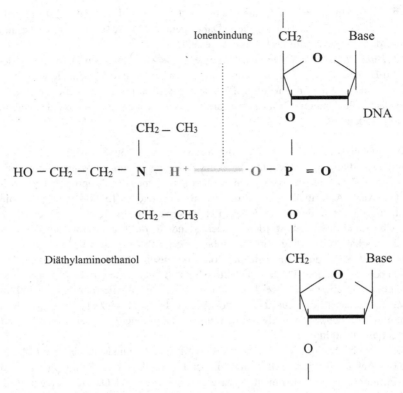

Abbildung 2.2 Ionenaustausch-Chromatographie (Qiagen). Das positiv geladene Diäthylaminoäthanol-Ion bindet über eine Ionenbindung an den negativ geladenen Teil der Phosphodiesterbindung der DNA

2.2   Polymerase-Kettenreaktion (PCR)

2.2.1   PCR-Zyklusprogramme

Da die PCR Zyklen mit großen Temperaturunterschieden erfordert, bedarf es dazu einer äußerst hitzestabilen DNA-Polymerase (Watson et al, 1993). In Bakterien der Gattung Thermus aquaticus konnte eine Polymerase gefunden werden, die diese Bedingungen erfüllt. Diese Bakterien leben physiologischerweise in 75 °C warmem Quellwasser. Bei 72 °C liegen beste Voraussetzungen für die Aktivität der Polymerase vor, und auch bei Temperaturen von 94 °C, die zur Trennung des DNA-Doppelstrangs benötigt werden, nimmt sie keinen Schaden. Deswegen wird diese bakterielle Polymerase für den Gebrauch zur PCR hergestellt und unter dem Akronym Taq-Polymerase (*Thermus aq*uaticus) industriell vermarktet. Für das vorliegende Projekt wurden zwei Arten von Polymerasen benötigt: zum einen die klassische Taq-Polymerase und zum anderen die „Expand long template" aus Pwo- und Taq-Polymerase. Zur Amplifikation kleiner DNA-Abschnitte von bis zu ca. 2000 Basenpaaren wird die klassische Taq- Polymerase verwendet. Ihre Arbeitstemperatur liegt wie oben beschrieben bei 72 °C. Nachteil ist, dass sie keine Fähigkeit des Korrekturlesens besitzt. Die Expand-Long-Template-Po-lymerase ist ein Produkt der Firma Böhringer/Mannheim. Benötigt wird sie v. a. zur Amplifikation großer DNA-Abschnitte von bis zu 10.000 Basenpaaren. Gegenüber der klassischen Taq-Polymerase besitzt sie zusätzlich den Vorteil des Korrekturlesens eigener synthetisierter Sequenzen. Ihre Arbeitstemperatur liegt bei 68 °C. Durch Zugabe von Puffer Nr. 3 von Boehringer/Mannheim werden die Bedingungen zur Amplifikation optimiert. Im Folgenden werden drei PCR-Zyklusprogramme aufgeführt, die während des Projektes die Synthese aller In trons des Proenteropeptidase-Gens gewährleisteten (Tabelle 2.1, 2.2 und 2.3). Alle PCRs wurden im „Mastercycler gradient" der Firma Eppendorf durchgeführt.

Tabelle 2.1 PCR-Programm zur Amplifikation kurzer DNA-Stücke. Mit Hilfe dieses Programms konnten kleine PCR-Fragmente amplifiziert werden. Die Arbeitstemperatur der Taq-Polymerase betrug 72 °C. Als Enzym wurde die Taq-Polymerase der Firma Boehringer/Mannheim verwendet sowie der dazu passende Puffer Nr.1 von Boehringer/Mannheim

PCR-Schritt	Temperatur	Dauer	Zyklen
Doppelstrangtrennung Primerbindung Extension	94 °C 55 °C 72 °C	1:00 min 0:30 min 1:00 min	1 mal
Doppelstrangtrennung Primerbindung Extension	94 °C 55 °C 72 °C	0:30 min 0:30 min 1:00 min	34 mal
Auffüllreaktion (Extension)	72 °C	5:00 min	1 mal

Tabelle 2.2 PCR-Programm zur Amplifikation mittler DNA-Stücke. Für die Primerbindungstemperatur wurde oft ein Gradienten-Ansatz gewählt: bei niedrigen Temperaturen sind meist mehrere PCR-Produkte zu erkennen. Je höher die Temperatur gewählt ist, desto spezifischer wird das PCR-Produkt. So besteht eine hohe Wahr- scheinlichkeit, dass das Amplikon spezifisch sein muss. Als Enzym wurde Expand Long Template zusammen mit dem dazugehörigen Puffer Nr. 3 von Boehringer/Mannheim eingesetzt

PCR-Schritt	Temperatur	Dauer	Zyklen
Doppelstrangtrennung Primerbindung Extension	94 °C Gradient: 50–60 °C 68 °C	4:00 min 0:45 min 4:00 min	1 mal
Doppelstrangtrennung Primerbindung Extension	94 °C Gradient: 50–60 °C 68 °C	0:45 min 0:45 min 4:00 min	34 mal
Auffüllreaktion (Extension)	68 °C	7:00 min	1 mal
Kühlung	4 °C	Ad libitum	–

Tabelle 2.3 PCR-Programm zur Amplifikation langer DNA-Stücke. Dieses Programm wurde für besonders lange Amplikons entwickelt. Die ersten zehn Zyklen haben eine Extensionszeit von 4:00 min. Ab dem elften Zyklus wird die Extensionszeit um 0:20 min pro Zyklus verlängert, so dass am Ende des letzten Zyklus eine Extensionszeit von knapp 9:00 min erreicht wird. Auf diese Art können sehr lange Genabschnitte problemlos amplifiziert werden. Zudem konnte ein Gradient für die Primerbindungstemperatur eingesetzt werden, um die Spezifität der Amplikons steigern zu können. Als Enzym wurde Expand Long Template zusammen mit dem da- zugehörigen Puffer Nr. 3 von Boehringer/Mannheim eingesetzt

PCR-Schritt	Temperatur	Dauer	Zyklen
Doppelstrangtrennung	94 °C	4:00 min	1 mal
Doppelstrangtrennung Primerbindung Extension	94 °C Gradient: 50–60 °C 68 °C	0:55 min 0:55 min 4:00 min	10 mal
Doppelstrangtrennung Primerbindung Extension	94 °C Gradient: 50–60 °C 68 °C	0:55 min 0:55 min 4 min + 20 sek pro Zyklus	14 mal
Auffüllreaktion (Extension)	68 °C	10:00 min	1 mal
Kühlung	4 °C	Ad libitum	–

2.2.2   PCR-Ansatz

Für den PCR-Ansatz werden eine DNA-Vorlage, Polymerase, Nukleotide, Primer
und ein Puffer für das entsprechende Milieu benötigt. Der Ansatz für eine PCR-
Probe beträgt 50 μl.

40,5 μl H_2O
5,0   μl Puffer
1,0   μl Vorwärts gerichteter Primer (10 μM Stammlsöung)
1.0   μl Rückwärts gerichteter Primer (10 μM Stammlösung)
1,0   μl dNTP (Nukleotide, 20 μM)
1,0   μl DNA (10 ng/50 μl)
0,5   μl Polymerase
50,0 μl PCR-Ansatz

2.2.3   Ableitung von Oligonukleotidprimern

Um die für eine Mutationsanalyse essentiell nötigen exonflankierenden Sequen-
zen der Introns bestimmen zu können, muss die vorliegende cDNA mit
Oligonukeotid-Primerpaaren überlappend abgedeckt werden. Die folgende
Tabelle enthält alle verwendeten Oligonukleotid- Primerpaare (Tabelle 2.4), deren
Produkte die cDNA überlappend abdecken und gemäß der bekannten Regeln
abgeleitet wurden (Watson et al, 1993):

Tabelle 2.4 Von der cDNA des Pro-Enteropeptidasegens abgeleitete Exonprimer. In der ersten Spalte ist die Bezeichnung der verwendeten Primer zu finden, gefolgt von seiner DNA-Sequenz. Plus (+) bedeutet, dass der Primer vorwärts gerichtet ist, minus (-), dass er rückwärts gerichtet ist. Die 5'-Bindung gibt den Anfang bei vorwärts gerichteten bzw. das Ende bei rückwärts gerichteten Primern in Bezug auf die cDNA-Sequenz wieder. In der letzten Spalte ist die errechnete Schmelztemperatur der Primer aufgeführt

Primer	5' Sequenz 3'	Richtung	5'-Bindung (nt)	[T] = °C
Entero 4	ACCAGACAGTTCTTAAATTAGCAAGCC	+	+ 0	61,9
Entero 9	TGATTGTCAGGCAGGATACTGC	−	+ 149	58,4
Entero 10	TCTGGCTTCATGACTCTGTCC	−	+ 197	59,8
Entero 44	CTTGGACAGAGTCATGAAGCC	+	+ 194	59,8
Entero 59	TTCAAATCAATATGGAAAGTGACC	−	+ 496	55,9
Entero 60	TGGCAGCATTATAGTCGTATTTC	+	+ 388	57,1
Entero 69	ATGACTGGTGGTTGTTAGCTTG	−	+ 538	58,4
Entero 72	AAGCTAACAACCACCAGTCATC	+	+ 538	58,4
Entero 55	GGCACACATTTTATTGTCTTCG	−	+ 685	56,5
Entero 13	CTTGTACTGATGCTCTAACGTG	+	+ 609	58,4
Entero 16	ATGATCCACTGGCAGACAAC	−	+ 791	57,3
Entero 63	TGATGGAAGATTTTTGTTAACTGG	+	+ 715	55,9
Entero 32	ACCTTCATAAATATCTAATATTATCTG	−	+ 870	53,8
Entero 31	ACTTTCCATTAAACTGAGCTTCG	+	+ 826	57,1
Entero 50	TAAGCTCACTGCTGTTAAATGC	−	+ 1037	56,5

(Fortsetzung)

Tabelle 2.4 (Fortsetzung)

Primer	5' Sequenz3'	Richtung	5'-Bindung (nt)	[T] = °C
Entero 40	CTGATGAAAGTGATTATGTTGGC	+	+ 997	57,1
Entero 25	GCTTCCCTGAATCCTTTCCCATTC	−	+ 1133	62,7
Entero 71	TTCTGGGTCCAGGATCTAAATG	+	+ 1103	58,4
Entero 7	CAGAAACTAAGGCAAGCTGGCTCC	−	+ 1294	64,4
Entero 27	GGAGCCAGCTTGCCTTAGTTTCTG	+	+ 1294	64,4
Entero 54	TTTCATTTAGGGTTACTTGTC	−	+ 1433	54,7
Entero 43	GGAGAAGACAGTTTTCCAAAAGG	+	+ 1381	58,9
Entero 18	CATCCAACGCAATATCACTCAG	−	+ 1498	58,4
Entero 17	CTGAGTGATATTGCGTTGGATG	+	+ 1498	58,4
Entero 56	AGAAAGCCAGATTAGGGTAGC	−	+ 1674	57,9
Entero 37	CCAAATACAACATTCAGTTCTACG	+	+ 1637	57,6
Entero 20	CTAAGAGCAAGGAATCAGCTTC	−	+ 1799	58,4
Entero 19	GAAGCTGATTCCTTGCTCTTAG	+	+ 1799	58,4
Entero 67	CATCGTTAGTGATGAGAAGCAC	−	+ 1879	58,4
Entero 66	TAAAGGATGTGTTCTCTACCACC	+	+ 1845	58,9

(Fortsetzung)

Tabelle 2.4 (Fortsetzung)

Primer	5' Sequenz 3'	Richtung	5'-Bindung (nt)	[T] = °C
Entero 73	ATTCACCAGTGGAACACACTC	−	+ 2000	57,9
Entero 36	CCATGCAAGGCAGACCATTTTC	+	+ 1964	60,3
Entero 26	CCAGCAGTTGACAAACATC	−	+ 2180	54,5
Entero 70	ATACAGCTTGTGCTGAGAACTG	+	+ 2139	58,4
Entero 64	TGGGTGTTAGTATTAAGTGGC	−	+ 2279	58,4
Entero 29	GGACCATTTGTCAAATTAAACCAC	+	+ 2246	57,6
Entero 49	TTACACTGTAACCGAATCAAGG	−	+ 2322	56,5
Entero 22	GTCACTGCTGACGAGAGATGCGC	−	+ 2472	66,0
Entero 21	GCGCATCTCTCGTCAGCAGTGAC	+	+ 2472	66,0
Entero 61	CTTGGATGGCTCTAAGTTTCTC	−	+ 2527	58,4
Entero 62	GAGAAACTTAGAGCCATCCAAG	+	+ 2527	57,6
Entero 24	GATGCATCATGGCAATGTCG	−	+ 2665	58,4
Entero 23	CGACATTGCCATGATGCATC	+	+ 2665	57,3
Entero 65	CCAGCAATAGAACAATTTCTTCC	−	+ 2759	57,1
Entero 52	CAACCTATTTGTTTACCGGAAG	+	+ 2717	56,5

(Fortsetzung)

Tabelle 2.4 (Fortsetzung)

Primer	5' Sequenz3'	Richtung	5'-Bindung (nt)	[T] = °C
Entero 33	TGCAATATGTTTGCAGTAGTACC	−	+ 2804	57,1
Entero 34	AGGTACTACTGCAAACATATTGC	+	+ 2803	57,1
Entero 28	CACATTAATGGTCCTCCTGAATC	+	+ 2948	58,9
Entero 8	ATTCAGGAGGACCAATTAATGTG	+	+ 2949	56,5
Entero 3	CCATGCTTTCTAGAGTAGAATGG	−	+ 3139	58,9

2.2.4 Prinzipiell zu erwartende PCR-Produkte

Mit den abgeleiteten cDNA-Primerpaaren können prinzipiell vier Arten von PCR-Produkten bei der Amplifikation von genomischer DNA erzielt werden: Zum einen ist es möglich, dass zwischen dem Primerpaar kein Intron liegt und die Länge des PCR-Produkts identisch ist mit dem Abstand der beiden gegensätzlich orientierten Primer auf cDNA -Ebene (Abbildung 2.3):

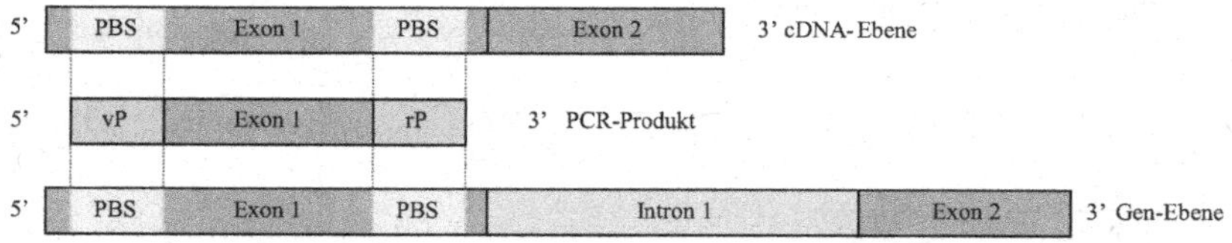

Abbildung 2.3 Ein Primerpaar liegt innerhalb eines Exons. Unter **vP** ist ein vorwärts gerichteter Primer zu verstehen, unter **rP** ein rückwärtsgerichteter. **PBS** steht für Primer-Bindungs-Stelle

Ferner kann es sein, dass sich genau ein Intron zwischen den beiden Primern befindet, und das gewonnene PCR-Produkt die zugehörige Intronlänge inklusive flankierende Exonsequenz repräsentiert (Abbildung 2.4):

Außerdem besteht die Möglichkeit, dass zwei oder mehr Introns den Bereich zwischen den beiden ausgewählten Primern auf Gensequenzebene füllen (Abbildung 2.5):

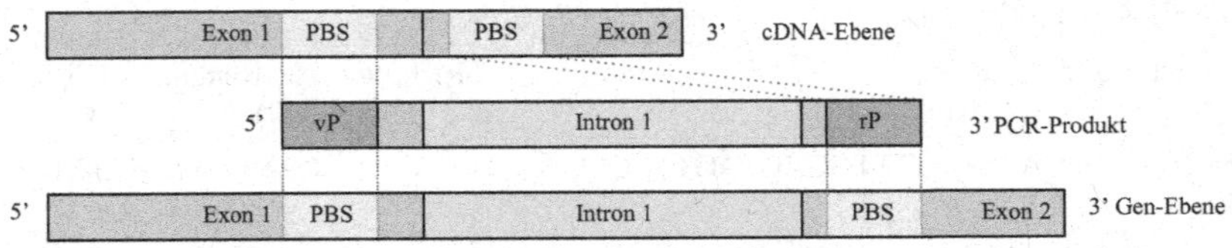

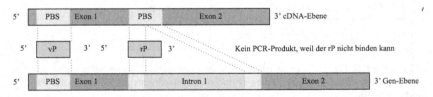

Abbildung 2.4　Ein Primerpaar überspannt genau ein Intron. Das amplifizierte DNA-Stück ist deutlich größer, als auf cDNA-Ebene zu erwarten. **vP**: vorwärts gerichteter Primer; **rP**: rückwärtsgerichteter Primer; **PBS**: Primer-Bindungs-Stelle

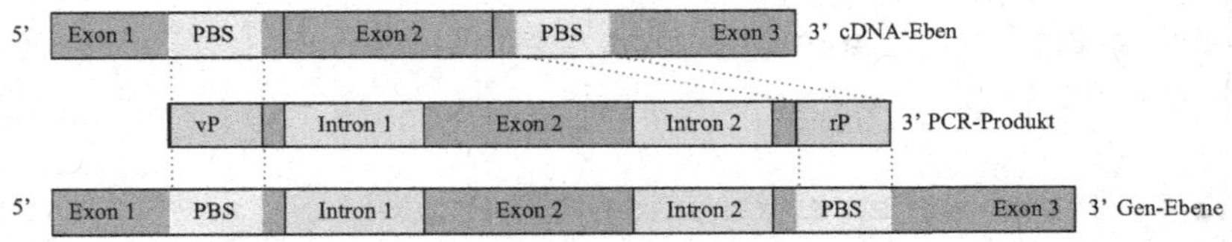

Abbildung 2.5　Ein Primerpaar überspannt zwei Introns. **vP**: vorwärts gerichteter Primer; **rP**: rückwärtsge richteter Primer; **PBS**: Primer-Bindungs-Stelle

Schließlich kann noch der Fall eintreten, dass gar kein PCR-Produkt gebildet wird, weil ein Primer zufällig auf einem Exon-Intron-Übergang gesetzt wurde, was sich freilich im Voraus bei alleiniger Kenntnis der cDNA-Sequenz nicht ausschließen lässt (Abbildung 2.6):

Abbildung 2.6　Eine Primerbindungsstelle liegt am Exon-Intron-Übergang. Kann ein Primer nicht vollständig binden, weil er über einen Exon-Intron-Übergang gesetzt wurde, so hat die Polymerase aufgrund der mangel- haften Bindefestigkeit keine Möglichkeit, einen Nukleotidanbau (Extension) zu vollziehen. **vP**: vorwärts gerich- teter Primer; **rP**: rückwärts-gerichteter Primer; **PBS**: Primer-Bindungs-Stelle

2.2.5 DNA-Elektrophorese

Um die nach der PCR-Reaktion erhaltenen Produkte in ihrer Länge bestimmen zu können, werden sie mittels Elektrophorese auf einem Agarose-Gel dargestellt. Grundlage des Agarose- Gels ist der TBE-Puffer (Tabelle 2.5). Er bezieht seinen Namen aus *T*risbase, *B*romid und *E*DTA.

Tabelle 2.5
Zusammensetzung des zehnfach TBE-Puffers. Alle drei Substanzen werden gemäß der Mengenangaben in 2000 ml H_2O-Bidest miteinander vermischt, bis sich eine klare Lösung gebildet hat. Danach wird sie autoklaviert

Material	Menge
Tris-Base	108 g
Borsäure	55 g
EDTA	14,8 g
H_2O-Bidest	Ad 2000 ml

Für eine Gel-Herstellung wird 1xTBE-Puffer mit Ethidiumbromid benötigt.

200 ml	BE-Puffer
1800 ml	Aqua dest.
60 µl	Ethidiumbromid (10 mg/ml)

2000 ml	1xTBE-Puffer inklusive Ethidiumbromid

Je nach zu erwartenden Produkten könne Gele zwischen 0,7 % und 1,5 % gegossen werden, was bei einem 100 ml Ansatz H_2O Aqua dest 0,7 g bzw. 1,5 g Agarosepulver (Biozym) entspricht. In einem Mikrowellenherd wird die Lösung 3 min bei 350 W gekocht, bis sie keine Schlieren mehr zieht. Danach wird sie in vorbereitete Schälchen gegossen, in denen jeweils zwei Kämme stecken, die je 20 Vertiefungen in das Gel einprägen. Nach einer Polymerisationszeit von ca. 30 min ist das Gel einsatzfähig und kann samt Gießschale in eine Elektrophoresekammer eingesetzt werden, welche selbst mit 1xTBE-Puffer mit Ethidiumbromid gefüllt ist. Wenn das Gel vollständig mit einem Flüssigkeitsfilm bedeckt ist, werden die Kämme gezogen. In die erste Tasche des Gels werden 10 µl eines Längenstandards (Boehringer) pipettiert, in die folgenden die

PCR-Produkte. Es hat sich bewährt, 3 µl Loading-Buffer in ein Eppendorf-Röhrchen vorzulegen, 10 µl des PCR-Produktes darauf zu pipettieren, beides kurz zu mischen, und schließlich alles in die Geltasche zu geben. Während der Elektrophorese wandert die negativ geladene DNA, durch ein elektrisches Feld in Bewegung gesetzt, gemäß ihrer Trägheit (Größe des PCR-Produktes) zum positiv gerichteten Pol der Elektrophoresekammer. Dazu wird eine Spannung von 110 Volt angelegt. Nach ca. 1 Stunde oder mehr (je nach Größe der Produkte und Stärke des Gels) können die DNA-Banden unter UV-Licht sichtbar gemacht werden. Denn das sowohl im Gel als auch in der Elektrophoresekammer befindliche Ethidiumbromid, das unter UV-Licht fluoresziert, ist chemisch in der Lage, sich zwischen DNA-Doppelstränge einzulagern (Interkalation). Im Vergleich zum Molekulargewichtmarker kann dann auf die Größe der einzelnen PCR-Produkte geschlossen werden. Zur Dokumentation wird mit einer speziellen Kamera das Gel unter UV-Licht photographiert (siehe Kapitel 4).

2.3 DNA-Sequenzierung

2.3.1 Das Prinzip einer Nukleotidsequenzierung

Für eine Sequenzierreaktion werden Polymerase, Desoxynukleotide (dNTP), fluoreszenzmarkierte Didesoxynukleotide (ddNTP), das gereinigte PCR-Produkt sowie ein dazugehöriger Primer benötigt. Nach Bindung des Primers an den Einzelstrang des PCR-Produktes erfolgt durch eine Polymerase die Synthese des komplementären Stranges der unbekannten Sequenz. Als Substrat werden im Gegensatz zur PCR dNTPs *und* ddNTPs angeboten. Wird ein ddNTP eingebaut, findet ein Kettenabbruch statt. Statistisch betrachtet finden an jeder Base mehrere Abbrüche statt, so dass nach Ablauf der Sequenzierreaktion mehrere Nukleotidkettenfragmente der Länge von 1 bis maximal 700 Basen vorliegen, die jeweils an ihrem Ende ein bestimmtes fluoreszenzmarkiertes Didesoxynukleotid (ddNTP) tragen (Abbildung 2.7).

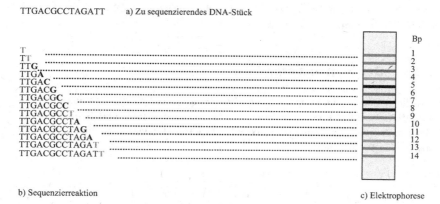

TTGACGCCTAGATT a) Zu sequenzierendes DNA-Stück

b) Sequenzierreaktion

c) Elektrophorese

Abbildung 2.7 Nach der Sequenzierreaktion werden die abgebrochenen Nukleotidketten gemäß ihrer Länge elektrophoretisch aufgetrennt und die fluoreszenzmarkierten Didesoxy-nukleotide abgelesen. **a)** Hier ist die zu sequenzierende DNA-Sequenz dargestellt. **b)** Bei der Sequenzierreaktion entstehen unterschiedlich lange Nukleotidketten, die jeweils am Ende ein bestimmtes fluoreszenzmarkiertes Didesoxynukleotid tragen. **c)** Die verschiedenen Nukleo-tidketten werden elektrophoretisch der Größe nach aufgetrennt und gemäß ich- rer Fluoreszenzeigenschaften einer der vier Basen zugeordnet. Die Didesoxynukleotide sind durch folgende Farben dargestellt: T ist rot, C ist blau, A ist grün und G ist braun

2.3.2 Reinigung des PCR-Produktes

Wenn das PCR-Produkt auf dem Agarose-Gel eine einzelne und starke Bande als Ergebnis erbracht hat, kann auf die restlichen 40 µl des PCR-Produktes zurückge-griffen werden, die zur Vorbereitung des Sequenzierens gereinigt werden müssen. Die Reinigung wird gemäß des „QIAquick PCR Purification Kit Protocol" der Firma Qiagen durchgeführt: Zu den 40 µl PCR-Produkt werden 200 µl PB-Puffer zugegeben und in einem Silica-Säulchen bei $\omega = 100$ U/min 60 sek lang zentrifugiert, um die DNA an die Matrix binden zu können. Entscheidend für eine effektive Sequenzierung ist, möglichst alle Verunreinigungen (PCR-Puffer, Primer) herausgewaschen zu haben. Dazu wird nochmals 60 sek mit 0,75 ml PE-Puffer bei $\omega = 100$ U/min zentrifugiert. Es schließt sich eine weitere, trockene Zentrifugation des Silicasäulchens an. Um schließlich die DNA wieder aus der Matrix lösen zu können, werden 50 µl Aqua bidest auf die Matrixplatte pipettiert. Nach 5 min Einwirkzeit folgt die Abzentrifugation in ein Eppendorf-Röhrchen. Damit liegt gereinigte DNA zur Sequenzierung vor. Um einen eventuellen Ver-lust an DNA ausschließen zu können, empfiehlt es sich, die gereinigte DNA noch einmal auf ein Gel aufzutragen, um die tatsächliche DNA-Ausbeute nach der Reinigung prüfen zu können.

2.3.3 Der Sequenzierprozess

Für die Sequenzierreaktion wird eine Mischung angesetzt, die sich aus gereinigter DNA des PCR-Produktes, einem dazugehörigen Primer und Sequenziermix zusammensetzt. Der Sequenziermix enthält vier dNTP, vier verschiedene ddNTP sowie eine Polymerase.

1 µl Primer (10 µM Stammlösung) 2 µl gereinigtes PCR-Produkt 2 µl Sequenziermix
5 µl Ansatz

Die Sequenzierreaktionen wurden im „Mastercycler gradient" der Firma Eppendorf durchgeführt. Dazu wurde der Cycler in folgender Weise programmiert (Tabelle 2.6):

Tabelle 2.6   Das Sequenzierprogramm. Die DNA wird bei 96 °C in Einzelstränge getrennt, so dass sich der Primer anlagern kann. Danach bewirkt eine Polymerase ähnlich wie bei der PCR eine Nukleotidverlängerung, aller- dings mit dem Unterschied, dass Produkte nicht exponentiell vermehrt werden und bei Einbau eines der vier markierten Nukleotide ein Kettenabbruch erfolgt. Als Sequenziermix wurde Rhodamin oder BigDye verwendet

Sequenzierschritt	Temperatur	Dauer	Zyklen
Doppelstrangtrennung Primerbindung Nukleotidanlagerung mit Kettenabbruch	96 °C 53 °C 60 °C	0:15 min 0:15 min 4:00 min	27 mal
Kühlung	4 °C	Ad libitum	Kein Zyklus

2.3.4   Reinigung des Sequenzierproduktes

Nachdem der Sequenzieransatz das Cycler-Programm durchlaufen hat, muss das fertige Se- quenzierprodukt ausgefällt werden, um die nicht eingebauten Terminatoren (ddNTP) aus dem Sequenziermix zu entfernen. Der Ansatz zur Reinigung durch Fällung setzt sich zusammen aus:

5,0 µl Sequenzierprodukt
12,5 µl Ethanol (100%)
0,5 µl 3 molares Na^+-Azetat
18,0 µl Ansatz

Dieser Ansatz wird für jedes einzelne Sequenzierprodukt 30 min bei $\omega = 12000$ U/min in einem Eppendorf-Röhrchen zentrifugiert. Anschließend wird der Überstand mit einer Pipette abgesaugt, ohne dass allerdings ein Sediment zu sehen wäre. Nach Zugabe von 90 µl 70 %igem Ethanol in das Eppendorf-Röhrchen wird bei $\omega = 12000$ U/min weitere 15 min zentrifugiert. Der Überstand wird wieder verworfen, und die noch feuchten Röhrchen werden zum Trocknen für 30 min in den Heizschrank gestellt. Nun kann das Sequenzierprodukt in Lösung aufgenommen und auf einem speziellen Polyacrylamid-Sequenzier-Gel aufgetragen werden.

2.3.5   Elektropherogramme

Das Sequenziergerät, mit dem die einzelnen Sequenzier-Proben analysiert werden konnten, ist ein ABI 377 von Perkin & Elmer. Dabei vollzieht sich die Sequenzerkennung derart, dass jedes gereinigte Sequenzierprodukt in einer Spur auf einem Polyacrylamid-Gel aufgetragen und in die verschiedenen Teilprodukte gemäß ihrer Länge aufgetrennt wird. Die dabei auftretende optische Intensität der fluoreszierenden Terminatoren (ddNTP) wird von einer Laser-Kamera erkannt, wobei die jeweils detektierten Wellenlängen des Lichts in A, T, C oder G übersetzt werden. Diese Arbeiten wurden in einem gemeinsamen Sequenzierlabor des Physiologischen Instituts der LMU München durchgeführt. Die dort gewonnenen Rohdaten wurden elektronisch als Elektropherogramme in unser Labor übermittelt. Somit war es möglich, die Sequenzdaten mit Hilfe der ABI Sequence-Navigator-Software genau auszuwerten und die Exon-Intron-Übergänge zu bestimmen.

2.4 Genome walk®

Die Klonierung der Promotorregion wurde mittels PCR und einer DNA-Bibliothek der Firma Clontech (Genome walk®) durchgeführt. Clontech bietet DNA-Teilsequenzen an, die nach Restriktionsverdau alle mit einer gleichlautenden Ankersequenz ligiert sind. So ist es möglich, mittels Ankerprimern und selbst abgeleiteten Primern von bekannten in unbekannte Sequenzregionen vorzustoßen (Tabelle 2.7).

Tabelle 2.7 Primer für Genome Walk®. Mit den in der Tabelle beschriebenen Primern wurden 2 Zyklen des Genome Walk® durchlaufen. Die 5'-Bindungsstelle der Primer bezieht sich auf die Sequenzen des 5'-Endes des Proenteropeptidase-Gens (Abbildung 3.6). Alle Primer sind bezogen auf das Proenteropeptidase-Gen rückwärts (-) gerichtet. Die berechnete Schmelztemperatur ist in der letzten Spalte aufgelistet.

Primer	5'Sequenz 3'	Richtung	5'-Bindung (nt)	T [°C]
Exon1 R	TCATAGGAGCTGAGAGAATGATG	–	1291	58,9
Prom1 R	ATTCATGACAGACAAATTAGTCAC	–	881	55,9
2 Prom Rev neu	GTCACTAGGCACATGCATCTG	–	865	59,8
Prom3 R	ATGAAAGAAGAGAATTGCCTGTTG	–	70	57,6
Prom4 R	CCCAAACTCAAGAATTTTTGCTG	–	45	57,1

Der Ansatz für die PCR zu Genome Walk® ist ähnlich wie der für die Genstrukturaufklärung:

41,0 µl H$_2$O
5,0 µl Puffer Nr. 3
1,0 µl Adaptorprimer (10 µM)
1,0 µl Primer der bekannten Sequenz (10 µM Stammlösung)
1,0 µl dNTP (Nukleotide, 20 µM)
0,5 µl DNA (1:1000 verdünnt bei 2. PCR)
0,5 µl Polymerase

50,0 µl Ansatz

Ergebnisse

3

3.1 Charakterisierung der PAC-Klone

Die vollständige Genstrukturaufklärung des Proenteropeptidase-Gens gelang in dieser Arbeit mittels zweier PAC-Klone, die beide zusammengenommen das gesuchte Gen in sich tragen. Über PCR konnte nachgewiesen werden, dass PAC-Klon 3 das 3'-Ende und PAC-Klon 4 das 5'-Ende des Proenteropeptidase-Gens repräsentieren. Mit Hilfe der Primerkombination Entero 3 und Entero 9, die vom 5'-Ende der cDNA abgeleitet wurden, wird bei PAC-Klon 4 ein positives PCR-Produkt gewonnen, das insgesamt eine Länge von 170 bp aufweist (Tabelle 2.4). Die Sequenzierung zeigt, dass das erhaltene PCR-Produkt mit der vorliegenden cDNA-Sequenz identisch ist. Somit muss PAC-Klon 4 Teile von Exon 1 besitzen und den Anfang des Proenteropeptidase-Gens in sich tragen. Mit PAC-Klon 3 als Template kann via PCR ein Am- plikon über die Primerkombination Entero 8 und Entero 3 (abgeleitet vom 3'Ende der cDNA) synthetisiert werden (Tabelle 2.4). Es ergibt eine Länge von 215 bp, und das Ergebnis der Sequenzierreaktion beweist, dass die Amplikonsequenz identisch mit dem 3'-Ende der cDNA- Sequenz ist. Damit ist gesichert, dass Klon 4 das letzte Exon des Proenteropeptidase-Gens enthält. Weitere Amplifikationen im Inneren des Proenteropeptidase-Gens beweisen, dass beide PAC-Klone einander überlappen, denn die Primerkombination Entero 37 und Entero 20 ergeben identische Amplikons, wenn PAC-DNA als Template eingesetzt wird (Tabelle 2.4). Somit repräsentieren PAC-Klon 3 und 4 zusammen das gesamte menschliche Proentero- peptidase-Gen, wobei Klon 4 von Exon 1 bis einschließlich Intron 14 eine Länge von über 60 kb enthält, und Klon 3 von einschließlich Intron 14 bis zum Ende des Proenteropeptidase- Gens eine Distanz von über 28 kb umspannt (Abbildung 3.1).

© Der/die Autor(en), exklusiv lizenziert an Springer Fachmedien Wiesbaden GmbH, ein Teil von Springer Nature 2022
C. Bück, *Sequenz und Struktur des Pro-Enteropeptidase-Gens als Basis für Mutationsanalysen bei angeborenem Enteropeptidasemangel*, https://doi.org/10.1007/978-3-658-40167-2_3

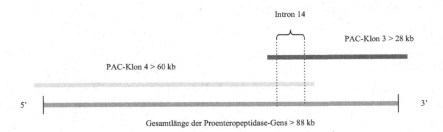

Intron 14

PAC-Klon 3 > 28 kb

PAC-Klon 4 > 60 kb

5'   3'

Gesamtlänge der Proenteropeptidase-Gens > 88 kb

Abbildung 3.1 Die beiden identifizierten PAC-Klone repräsentieren das gesamte Proenteropeptidase-Gen. PAC-Klon 4 reicht von Exon 1 bis Intron 14. PAC-Klon 3 umfasst Intron 14 bis Exon 25 des Proentero- peptidase-Gens

3.2   Stromaufwärts von Exon 1 (Promotorregion)

Damit es überhaupt zu einer Genexpression kommt, muss sich die RNA-Polymerase an die DNA stromaufwärts des ersten Exons anlagern können. Diese aus 2–3 Bp bestehende DNA- RNA Hybridregion ist sehr instabil und muss durch Transkriptionsfaktoren gestützt werden. Transkriptionsfaktoren sind intranukleäre Proteine, die direkt an eine definierte DNA- Sequenz binden können. Diese DNA-Sequenz zur Bindung der Transkriptionsfaktoren heißt Promotorsequenz. Typischerweise besteht sie aus einem TATA-Motiv bei differentiell ausgeprägten Genen wie das der Enteropeptidase. Da nun die Sequenz des ersten Exons des Proenteropeptidase-Gens bekannt war, stromaufwärts am 5'-Ende dagegen nur unbekannte Sequenz lag, stellte sich die Frage, auf welche Weise die Promotorsequenz zu entschlüsseln ist. Eine Amplifikation von DNA mittels PCR und anschließender Sequenzierung gelingt nur, wenn gegenseitig orientierte Primer abgeleitet werden können, wozu allerdings die Sequenz bekannt sein muss. Als Lösung dieses Problems bot sich an, auf Genome walk®, ein Produkt der Firma Clontech, zurückzugreifen. Dabei handelt es sich um eine spezielle DNA-Bibliothek. Mittels bakterieller Nukleasen (Enzyme, die DNA an definierten Stellen schneiden) wurde das gesamte Genom eines Menschen in viele tausend DNA-Teilstücke unterschiedlicher Länge geschnitten, die mit immer gleich lautenden DNA-Stücken bekannter Sequenz, die als Anker dienen, ligiert wurden (Abbildung 3.2).

Insgesamt stehen fünf DNA-Bibliotheken zur Verfügung, die jeweils durch die Restriktionsendonukleasen EcoR V, Sca I, Dra I, Pvu II und Ssp I entstehen. Auf diese Weise ist die Möglichkeit gegeben, von einer bekannten Sequenz aus in

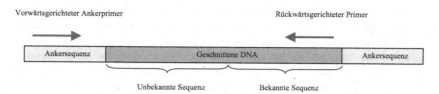

Abbildung 3.2 Genome walk®. Die gesamte DNA eines Menschen ist in fünf verschiedenen Ansätzen mittels Restriktionsendonukleasen in Teilstücke geschnitten worden. Jedes geschnittene DNA-Stück wurde mit einer bekannten Ankersequenz (50 bp) an beiden Schnittstellen ligiert

unbekannte Sequenzregionen vorzustoßen, indem eine PCR mit dem Ankerprimer und dem Primer des bekannten DNA-Stückes angesetzt werden kann. Zwischen den beiden Primern befindet sich dann die gesuchte Sequenzregion. Sie kann durch Sequenzierung des erhaltenen PCR-Produktes bestimmt werden. Von der auf diese Weise erhaltenen Sequenz kann in einer neuerlichen Anwendung weiter in unbekannte DNA-Sequenzen vorgestoßen werden. Solche Zyklen sind beliebig wiederholbar. Typischerweise werden pro Durchgang 200–2000 bp an neuer Sequenz gewonnen (Abbildung 3.3).

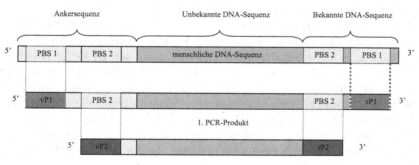

Abbildung 3.3 Nested PCR. Es werden zwei PCR hintereinander ausgeführt, wobei das Produkt der ersten als Substrat der zweiten dient. Auf diese Weise entsteht ein reines Amplikon, das sequenziert werden kann. **PBS** steht für Primer-Bindungs-Stelle, **rP** für rückwärtsgerichteter Primer und **vP** für vorwärtsgerichteter Primer

Um ein möglichst reines PCR-Produkt zu erhalten, empfiehlt es sich, die erste PCR mit einem zweiten Satz an Primern zu wiederholen, wobei die beiden neuen Primer direkt neben den Ausgangsprimern lokalisiert sein müssen. In diesem zweiten PCR-Ansatz wird das erste PCR- Produkt als Substrat in Verdünnung 1:1000 eingesetzt. Mittels PCR können insgesamt 1260 Basenpaaren vor dem Translationssignal (ATG), d. h. 1220 bp vor dem publizierten Ende der cDNA gewonnen werden. Dabei werden im ersten Durchgang die beiden Primern Entero 9 und Exon 1R zusammen mit der EcoR1-Bibliothek verwendet (Tabelle 2.7). Für den zweiten Durchgang werden die beiden Primer 2 Prom 1R und 2 Prom Rev auf der gewonnen Sequenz abgeleitet. Mit der Ssp1-Bibliothek als Template kann daraus ein Amplikon erhalten werden (Tabelle 2.7).

3.3   PCR-amplifizierte Introns

Seit dem Jahr 1977 ist bekannt, dass die Größe eines eukaryotischen Gens wie das der Enteropeptidase vor allem durch die Introns bestimmt wird. Um nicht nur die Sequenzen der Exon- Intron-Übergänge zu kennen, sondern auch die gesamte Länge des Proenteropeptidase-Gens zu bestimmen, wurden alle Intronamplikons in Abhängigkeit eines Längenstandardmarkers auf einem Agarose-Gel aufgetragen. Die Abbildungen 3.4 und 3.5 zeigen alle Introns, die mit Hilfe der cDNA abgeleiteten Exonprimer gewonnen werden konnten.

Bis heute ist die genaue Bedeutung der Introns noch ungeklärt. Die früheren Annahme, dass es sich bei den Introns um DNA handle, die im Laufe der Evolution nicht mehr benötigt wurde und jetzt quasi sich als Relikt zwischen den Exons angesammelt hätte, wird heute kaum noch vertreten. Hingegen zeigt sich immer mehr, dass Introns wohl für die Genexpression einen wichtigen Beitrag leisten. Es sind beispielsweise in diesen Regionen Abschnitte von Enhancer- bzw. Silencer-DNA zu finden sind. Darunter sind DNA-Bindungsstellen für intrazelluläre Signalproteine zu verstehen, die für die Genaktivität von entscheidender Bedeutung sind, d. h. also *wann* und *in welchen Mengen* ein bestimmtes Protein exprimiert wird.

Die Tabelle 3.1 enthält die genaue Charakterisierung aller intronenthaltenden PCR-Produkte, mit denen die cDNA-Sequenz des Proenteropeptidase-Gens überlappend abgedeckt ist. Es wird die gewählte Primerkombination gezeigt, das verwendete PCR-Programm, die dazu nötige Primerbindungstemperatur sowie des Nummer des verwendeten PAC-Klons. Ebenso wird auf die Größe und die Reihenfolge der Introns Bezug genommen.

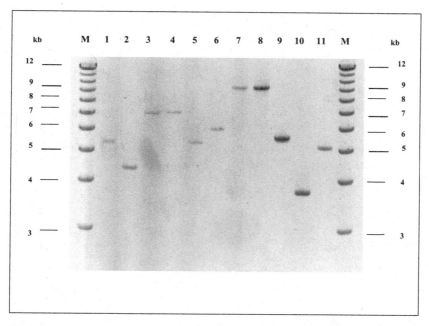

Abbildung 3.4 PCR-amplifizierte Introns größer als 3,8 kb Länge. Es sind elf verschiedene Intron-PCR-Produkte abgebildet, die links und rechts durch einen Längenstandard-Marker (M) eingerahmt werden. Für diese Aufnahme wurde ein 0,7 %-iges Agarose-Gel gewählt. Im Einzelnen handelt es sich um folgende PCR-Produkte: Amplikon 1 enthält Intron 1 mit 5,4 kb, Amplikon 2 enthält Intron 4 mit 4,3 kb, Amplikon 3 enthält Intron 5 mit 7 kb, Amplikon 4 enthält Intron 6 mit 7 kb, Amplikon 5 enthält Intron 7 mit 5,3 kb, Amplikon 6 enthält Intron 8 mit 6 kb, Amplikon 7 enthält Intron 10 und 11 mit 9 kb, Amplikon 8 enthält Intron 13 mit 9 kb, Amplikon 9 ent hält Intron 21 mit 5,5 kb, Amplikon 10 enthält Intron 23 mit 3,8 kb und Amplikon 11 enthält Intron 24 mit 5,1 kb

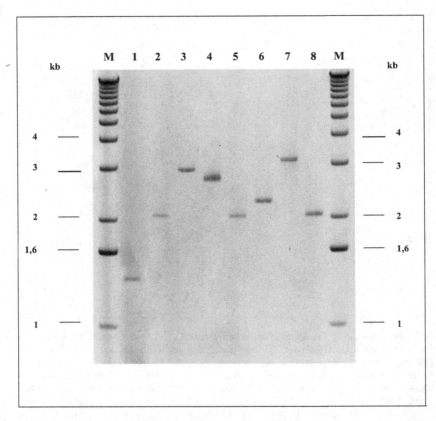

Abbildung 3.5 PCR-amplifizierte Introns kleiner als 3,1 kb Länge. Es sind acht verschiedene PCR-Produkte abgebildet, die rechts und links von einem Längenstandard-Marker (M) eingerahmt werden. Für die Aufnahme wurde ein 0,8%-iges Agarose-Gel gewählt. Im Einzelnen handelt es sich um folgende PCR-Produkte: Amplikon 1 enthät Intron 2 und 3 mit 1,5 kb, Amplikon 2 enthält Intron 12 mit 2,1 kb, Amplikon 3 enthält Intron 14 mit 3 kb, Amplikon 4 enthält Intron 15 mit 2,9 kb, Amplikon 5 enthält Intron 16 mit 2 kb, Amplikon 6 enthält Intron 17 mit 2,3 kb und Amplikon 7 enthält Intron 19 und 20 mit 3,1 kb

Tabelle 3.1 PCR-Produkte, die im Rahmen der Genstrukturaufklärung des Proenteropeptidase-Gens geriert wurden. Die in dieser Tabelle aufgeführten intronenthaltenden PCR-Produkte decken die cDNA-Sequenz des Proenteropeptidase-Gens vollständig ab. Die aufgeführten PCR-Programm-Nummern entsprechen den detaillierten Angaben in Tabelle 2.1, 2.2 und 2.3

Primerkombination	PCR-Programm	Primer-bindungs-temperatur	Amplikon-Länge	Nummer des PAC-Klons	Amplikon-Charakterisierung
Entero (4/10)	3	55 ° C	5,3 kb	4	Intron 1
Entero (44/57)	3	58 ° C	1,5 kb	4	Intron 2 und 3
Entero (60/69)	3	60 ° C	4,3 kb	4	Intron 4
Entero (72/55)	3	60 ° C	7 kb	4	Intron 5
Entero (13/16)	3	60 ° C	7 kb	4	Intron 6
Entero (63/32)	3	55 ° C	5,3 kb	4	Intron 7
Entero (31/50)	3	60 ° C	6 kb	4	Intron 8
Entero (40/25)	2	57 ° C	670 bp	4	Intron 9
Entero (71/54)	3	55 ° C	9 kb	4	Intron 10 und 11
Entero (43/18)	3	58 ° C	2,1 kb	4	Intron 12
Entero (17/56)	3	60 ° C	9 kb	4	Intron 13
Entero (37/20)	2	55 ° C	3 kb	3 und 4	Intron 14
Entero (19/67)	3	60 ° C	2,9 kb	3	Intron 15
Exon (16f/Entero73) und Exon (16f/17r)	3	58 ° C	2 kb	3	Intron 16
Entero (36/26)	2	60 ° C	2,3 kb	3	Intron 17
Entero (70/64) und Exon (18f/19r)	2	60 ° C	432 bp	3	Intron 18
Entero (29/22)	2	57 ° C	3,1 kb	3	Intron 19 und 20
Entero (21/61)	3	55 ° C	5,5 kb	3	Intron 21
Entero (62/24)	1	55 ° C	158 bp	3	Exon 22 (cDNA)
Entero (23/65)	3	60 ° C	2,1 kb	3	Intron 22
Entero (52/53)	2	57 ° C	3,8 kb	3	Intron 23
Entero (34/28)	3	60 ° C	5,1 kb	3	Intron 24
Entero (8/3)	1	55 ° C	215 bp	3	Exon 25 (cDNA)

3.4   Die Sequenz der Exon-Intron-Übergänge

Das Proenteropeptidase-Gen umspannt insgesamt eine Länge von über 88 kb. Es enthält 24 Introns und 25 Exons. Verglichen mit anderen Genen des Menschen gehört es zu den größeren. Das Amplikon des ersten Introns wird über die beiden Primer Entero 4 und Entero 10 erzeugt und ergibt auf dem Agarose-Gel eine Länge von 5,3 kb (Abbildung 3.4). Die Sequenzergebnisse des ersten PCR-Amplikons mit Primer Entero 4 und Entero 10 (Tabelle 2.4) werden direkt mit der cDNA-Sequenz verglichen, wobei die unmittelbar dem Primer folgende Sequenz des Amplikons immer noch auf cDNA-Ebene liegt. Ein Intron beginnt dann, wenn die gewonnene Sequenz beim Vergleich nicht mehr mit der cDNA-Sequenz übereinstimmt, wobei (fast) jede Intronsequenz als Anfang die Basenkombination **GT** zeigt. Das Ende eines Introns kann gleichsam retrograd bestimmt werden, indem vom abgeleiteten Exonprimer die Sequenz rückwärtsgerichtet mit der cDNA-Sequenz verglichen wird. Bei Sequenzdifferenz ist der Ort gefunden, wo das Intron endet. Hierbei gilt ebenfalls die Gesetzmäßigkeit, dass (fast) jedes Intron mit der Basenkombination **AG** schließt (GT/AG-Regel). Für den Übergang zwischen Exon 1 und Intron 1 ergibt sich die folgende Sequenz CGAG**GT**AAGT (Abbildung 3.4). Das Ende von Intron 1 und der Übergang zu Exon 2 stellt sich wie folgt dar: ATCT**AG**GTGC (Abbildung 3.7). Die Intronsequenz wird schwarz dargestell, wobei der Beginn bzw. das Ende des Introns (**GT/AT**) fett dargestellt ist. Die bekannte Exonsequenz ist rot hervorgehoben. Mit diesem Vorgehen kann die gesamte Genstruktur des Proenteropeptidase-Gens gewonnen werden (Abbildung 3.6).

Die beiden Introns 2 und 3 können in einem einzigen Amplikationsvorgang gewonnen werden. Dazu werden die Primer Entero 44 und Entero 57 benötigt (Tabelle 2.4). Mit Primer 44 kann das Intron 2 komplett durchsequenziert werden. Es weist eine Länge von 252 bp auf (Abbildung 3.7). Die Größe von Intron 3 wird abgeschätzt, indem von der gemessenen Amplikongröße (1,5 kb) die Länge des Introns 2 sowie die Distanz zwischen dem verwendeten Exonprimer und dem Intronübergang subtrahiert werden (Abbildung 3.5). Der Übergang zwischen Exon 1 und Intron 2 stellt sich wie folgt dar: AAT**GG**TAGGA (Abbildung 3.7). Das Ende von Intron 2 und der Beginn von Exon 3 zeigt folgendes Sequenzmuster: TTCT**AG**ATAG (Abbildung 3.7). Intron 3 beginnt mit TT**GA**GTGAGT (Abbildung 3.7) und endet mit TT**GC**AGAAAT (Abbildung 3.8).

Durch das Primerpaar Entero 60 und Entero 69 wird Intron 4 amplifiziert (Tabelle 2.4). Auf dem Agarose-Gel stellt sich eine Länge von 4,3 kb dar (Abbildung 3.5). CTAG**GT**ATGT (Abbildung 3.8) ist die Übergangssequenz von Exon

```
   1 attttcaatg aaatacattt gtttactcat aattctattt ttatcagcaa aaattcttga
  61 gtttgggggc aacaggcaat tctcttcttt catgggtaaa gaagaagaaa agcagctacn
 121 gttcatctta gcccattata atatgccaca atttcagtgt gttaggggtt tccaatctaa
 181 aactttctta cctcctgcca gttttattta ccagaataaa agtcacattg gtttacttca
 241 gaatagattc ggttttattt agttttaatt tttgtgtttt aaagttcctg aactcatcat
 301 tattcatggt gtgaataatc ccaatgctaa accgtaattt aattatcaga aaatgacttt
 361 gatttttcca taaagcatat atctacaact ataactatga ttatcttaac ctgttctctt
 421 gttctaattg gcatatttaa agagataaag tccagggcaa gtgagcaatg tcttccccac
 481 ccagactatt ttcttagaat agaaacacat attttattcc tcttatgaca ggtactacca
 541 ttcattaata actgcacaag gccataaaga gtagccatag aacgccttgt ttaagtgtac
 601 tttcccttat gtaatactgc cttacattgc ataacttcac ctgggtgaca taacaaagtt
 661 tgcaacactt ttgattgttt ccataaggaa tacatgtata tgtatatgta cacagagaga
 721 gtatatatat gttaggcttt atatacatct gcacctaaaa gttattttta gaaggtctat
 781 atcaacatat aagagaagtg tcttaagaat catctgagtc agagggtaga aggttgatct
 841 gttaggaact ctctctatga atatcagatg catgtgccta gtgactaatt tgtctgtcat
 901 gaatttcaca tttttcttaa tagttctcaa aatgataaaa tgtcttttgt ttacaacatg
 961 aatttaattt.gattcacctt ggcaaatggc ctgttcaggt agttaacatt tacaactcta
1021 ggcatcttta ctcatttata tcttcttaaa gattaactac ccttttaatg atacttaatg
1081 tatagagaca taattttgcc aaagagacat acacaactca cttacactga ctggtatgca
1141 tgtagacagg tggttgttgc tttacacatc tttaaaaatt tgaagagatt ttctcttcag
1201 ttggtagaat tatttatatt ctctttcagt tcttaaatta gcaagccttc aaaaccaaaa
1261 atggggtcga aaagaggcat atcttctagg catcattctc tcagctccta tgaaatcatg
1321 tttgcagctc tctttgccat attggtagtg ctctgtgctg gattaattgc agtatcctgc
1381 ctgacaatca aggaatccca acgaggtaag tcacatggag ttggctcgtg aaggtgctct
1441 cagctgaatg tacacacttt agtgtcagtt attctgtaag tctatttat tcattgccaa
1501 ctaaatgcat tattttgggc tttcaatcta atatttcaaa ttaatcttca tgacaaaata
1561 tttatgttgc cttcatgtac ttctctgtag ttcccttcag agaatattag gaaaattaat
1621 tggtatgtaa tttgaaactt aatgcagaat ttaagcatga gactgagtag tttttaaaat
1681 aaataatgtt aaataagtat cttggtttca acatataatc aagtagattt catggcccct
1741 gattt
```

Abbildung 3.6 Exon 1 mit unmittelbar flankierender Promotor- und Intronsequenz. Abruf-bar bei „GenBank" unter der Accession No Y19124 (http://www.ncbi.nlm.nih.gov/). Dargestellt ist das 5'-Ende und die mögliche Promotorregion (1–1260), Exon 1 ab ATG-Translationsstart (1261–1405) und Intron 1 (1406–1745)

3 zu Intron 4, TTTCAGACAA (Abbildung 3.9) der Übergang von Intron 4 zu Exon 5.

Intron 5 wird durch das Primerpaar Entero 72 und Entero 55 synthetisiert (Tabelle 2.4). Sein PCR-Produkt beträgt 7 kb (Abbildung 3.5). Der Anfang des Intron 5 zeigt CTAGGTATGT (Abbildung 3.9) als Sequenz, das Ende TTAAAGGAAA (Abbildung 3.10).

Ebenfalls eine Länge von 7 kb auf dem Agarose-Gel zeigt das Intron 6 (Abbildung 3.4). Es ist durch die Primerkombination Entero 13 und Entero 16 zu gewinnen (Tabelle 2.4). TGTGGTAAGT (Abbildung 3.10) stellt den Übergang zwischen Exon 6 und Intron 6 dar, TTGCAGCCAC (Abbildung 3.11) den Übergang zwischen Intron 6 und Exon 7.

Intron 7 wird durch das Primerpaar Entero 63 und Entero 32 sowie gewonnen (Tabelle 2.4). Die Länge entspricht 5,3 kb auf dem Agarose-Gel (Abbildung 3.4).

```
   1 aaaactttta atggttcact tctcaccatg tttccctgag tcacttccca tgattggtgg
  61 gagttcatca gtccgtgtat cttccaacag gaatctcaat aacaataata atgaaaattt
 121 ggaagcttgg agtgtgggtt agacttcaaa gaaaagaaaa aaaatattga aagaatggag
 181 aaaaggttta gtttccaatc ttttaaaaca atcagacagc tggtgaaaga aagcagctga
 241 ttttgaaaca tgagactaca aagaaaaagc aagaactaca gagctaacac atcaggcgag
 301 agctttactt ctatgtctta acagaatgtg catattttct cctactcata atccaaaatc
 361 ttagtgttgt ttccttatta attatctagg tgcagcactt ggacagagtc atgaagccag
 421 agcgacattt aaaataacat ccggagttac atataatcct aatttgcaag acaaactctc
 481 agtggatttc aaagttcttg cttttgacct tcagcaaatg gtaggagact gacagctggt
 541 ttcaaatttt ataacacagt ttaactactt gctgaaaaca ccattttctc actgtgaaac
 601 aactagagaa taaatgtaat atgcccaaga tactcaaatg tatgagcccc attactatgg
 661 agaaaattgc cccaactcta agcagaaacat aaagattgct ttgtataaat ttttcaacaa
 721 aagttaaaat cctaaattta gtatactcat tcaatctttt atatttttct agatagatga
 781 gatctttcta tcaagcaatc tgaagaatga atataagaac tcaagagttt tacaatttga
 841 gtgagtatag ctcaaaaatt ttctactgat ggaaaattag tgattttttt gctaatattt
 901 gtaaaatagc atcactatat ataggaaaag aggaatattt aaatttttca acattttttg
 961 aggattaagc aaagtggcac agcataaact ttcattttag tagcgaataa taataacttt
1021 tgataattga tcttatgtta atatgtttct ctctactgac aataaaatct tgcagagaca
1081 catggagagg gtacagatgc agatatagta tttgacttgc tacgaacatt tgggaaaaag
1141 cttgcttgtc attt
```

Abbildung 3.7 Exon 2 und 3 mit unmittelbar flankierender Intronsequenzsequenz. Abrufbar bei „GenBank" unter der Accession No Y19125 (http://www.ncbi.nlm.nih.gov/). Dargestellt ist Intron 1 (1–389), Exon 2 (390–520), Intron 2 (521–772), Exon 3 (773–840) und Intron 3 (841–1154)

```
   1 agcaagatga taactatgga gaatttcaac gacatttaac atgaattgaa cacaaatcag
  61 tggaagatgg ctgacttttt cctcttatat cctctttttgc tttgcagaaa tggcagcatt
 121 atagtcgtat ttgacctttt ctttgcccag tgggtgtcag atcaaaatgt aaaagaagaa
 181 ctgattcaag gccttgaagc aaataaatcc agccaactgg tcactttcca tattgatttg
 241 aacagcgttg atatcctagg tatgtgtgaa cattatttga tttctttgaa tcattaagct
 301 atgaaattaa aattctagca atataccagg gaggaagtgg aatcatgctt gaccttagga
 361 acatgtctta ttgcctgagg tgacacattt acatgagaaa agtgaaatct gaagaaaccg
 421 catttgaaga aacttatcaa tgagaaaaag tttataaaat accaa
```

Abbildung 3.8 Exon 4 mit unmittelbar flankierender Intronsequenz. Abrufbar bei „GenBank" unter der Accession No Y19126 (http://www.ncbi.nlm.nih.gov/). Dargestellt ist Intron 3 (1–107), Exon 4 (108–259) und Intron 4 (260–465)

```
   1 agcaagatga taactatgga gaatttcaac gacatttaac atgaattgaa cacaaatcag
  61 tggaagatgg ctgacttttt cctcttatat cctctttttgc tttgcagaaa tggcagcatt
 121 atagtcgtat ttgacctttt ctttgcccag tgggtgtcag atcaaaatgt aaaagaagaa
 181 ctgattcaag gccttgaagc aaataaatcc agccaactgg tcactttcca tattgatttg
 241 aacagcgttg atatcctagg tatgtgtgaa cattatttga tttctttgaa tcattaagct
 301 atgaaattaa aattctagca atataccagg gaggaagtgg aatcatgctt gaccttagga
 361 acatgtctta ttgcctgagg tgacacattt acatgagaaa agtgaaatct gaagaaaccg
 421 catttgaaga aacttatcaa tgagaaaaag tttataaaat accaa
```

Abbildung 3.9 Exon 5 mit unmittelbar flankierender Intronsequenz. Abrufbar bei „GenBank" unter der Accession No Y19127 (http://www.ncbi.nlm.nih.gov/). Dargestellt ist Intron 4 (1–263), Exon 4 (264–299) und Intron 5 (300–774)

```
  1 cattgttcaa tgtçacaatg cactgggaat tttaagtgct tatcttactt taaaatgact
 61 ttggttggta aatgtactct acagaatgga aaccttgact taagccacta tattttcaaa
121 taataagctt atgagtaaat gaagtggctg ctagatgttg cagatgatgt gataagcttt
181 ccaaaattgc cccacatgaa atttcaaaat ttaaaatgct ctaattttac aaatgattga
241 tttgcaaatg aaataaatat tcctatggca gttgaagaac atacttataa gtaagaaccc
301 cagtggcaaa aaggcctatt aaatatttaa acattgtaca tatctcatca attggaaatt
361 aatttcagtt attttttaaa ggaaatgtct caatagagtg cctgcctggt tcaagtcctt
421 gtactgatgc tctaacgtgt ataaaagctg atttattttg tgatggagaa gtaaactgtc
481 cagatggttc tgacgaagac aataaaatgt gtggtaagtt ctccccccta ctctctcccc
541 ttctgtttta tcctccctca ctgtagacac acacacacac acacacacac acacacacac
601 acacacacac acattctaat ctcaaatacc tgaaactact gaagaatgag ctatttaaat
661 agctattttt aaaatataat acaaaatctt aaaataaatt tattaatátt ttcctaaact
721 ttataaataa tattaaagat attaattaat taaacagaat tccattt
```

Abbildung 3.10 Exon 6 mit unmittelbar flankierender Intronsequenz. Abrufbar bei „Gen-Bank" unter der Accession No Y19128 (http://www.ncbi.nlm.nih.gov/). Dargestellt ist Intron 5 (1–381), Exon 6 (382–513) und Intron 6 (514–767)

Intron 7 hat als Anfangssequenz ATACGTAATA (Abbildung 3.11), und als Ende ATTTAGTGTA (Abbildung 3.12).

```
  1 gaaagaagga aggaaggaaa aagagagaga gaaagagaga gaaagaaaga gagaaaagga
 61 aggaaagaag gaagggaggg agggagggaa ggaaggaagg aagcaaggga aaaggaagga
121 gaaagaaaga gagaaagaga gagagagaaa gaaagaattt ttccaaaata tttcacgata
181 ggatgtgtat gagtatttga acatggctaa taggtttcaa acatgaaatc ttactatcat
241 ttcagtttca taaaataacc ttgtacaggt tttgccatga atattctgtg aaatgttttg
301 cagccaattt gaatcccaag attgtttttg tctaacatta attggcatcg ttttgcagcc
361 acagtttgtg atggaagatt tttgttaact ggatcatctg ggtctttcca ggctactcat
421 tatccaaaac cattccaaac aagtgttgtc tgccagtgga tcatacgtaa tcaaagatct
481 tatatttтct gttcttaagt cataaagcgt ttttctgatg caacgtctta ttgctttcag
541 tagttttta aagaatcatt gttttcatta actatgaagc aaaaacctcc caactgaaaa
601 actgtacaaa aaactatact atcattttta accttttaaa aagctattct gtgctatgaa
661 caatactgtc taataagtgg ggtcatctca ttgggttctg aagcaagttt attttctgt
721 ggtggacatt attcatgtgc ggccaggcaa acaacataca tgtatgtctg tgtatcgtga
781 gaagtagaat ttcgcatctt ctgcatttgt ctataaaata ttttctttct cattttgctg
841 cttaccatgt ggaaatctct aaaggtgtga ttcagttaca gcagattaag agcagggaac
901 agcctctata catgtctttc ttactatatc ttgaaagaca tttgggatca gtcaatat
```

Abbildung 3.11 Exon 7 mit unmittelbar flankierender Intronsequenz. Abrufbar bei „Gen-Bank" unter der Accession No Y19129 (http://www.ncbi.nlm.nih.gov/). Dargestellt ist Intron 6 (1–358), Exon 7 (359–467) und Intron 7 (468–958)

Intron 8 ist über die Primerkombination Entero 31 und Entero 50 synthetisierbar (Tabelle 2.4). Es weist eine Größe von 6 kb auf dem Agarose-Gel auf (Abbildung 3.4). Intron 8 beginnt mit AGAGGTAAGT (Abbildung 3.12) als Anfangssequenz und schließt mit ACCAAGTTAC (Abbildung 3.13).

```
  1 tgagaacatt atgctaagtg aaataagcca gtcacagaga gataaatact gcatgaattc
 61 atttacatga agcatagaaa gtagttaaac tcatggaaat gaaaggagaa tggtgattgc
121 caggggctgg gaggactaag caatgggaag ttgtcattca gtgatacaga gtttcagtcc
181 tgaaagagtt ctagagatct gctgtacatc attgtgttca taaccggcaa tactgcactg
241 tacacttaaa aatttaagag agtagatatc atattatgtg gtgttcacca caagaaaaca
301 catacaaatt ctagaatgca ttaagaaata tgacaactgt taaaaatttg gtaatctatt
361 ttttgctttt aatttagtgt aaaccaagga ctttccatta aactgagctt cgatgatttt
421 aatacatatt atacagatat attagatatt tatgaaggtg taggatcaag caagatttta
481 agaggtaagt tgaaacaaat atacaattac ttatgaaaat gaaaatatgt gggtaaattt
541 ttggagtggt atgtttttccc tttgattttg aagtgaatat ggacttgaaa cttataaaac
601 taaaaaaaaa acaattgctt cacattataa aaattagaaa attagtgctc tatgtggtct
661 tcataataaa gcagttacgt tttaacagtc ct
```

Abbildung 3.12 Exon 8 mit unmittelbar flankierender Intronsequenz. Abrufbar unter der Accession No Y19130 bei „GenBank" (http://www.ncbi.nlm.nih.gov/). Dargestellt ist Intron 7 (1–377), Exon 8 (378–484) und Intron 8 (485–692)

Intron 9 zeichnet sich dadurch aus, dass es genau eine Länge von 670 bp hat und in toto durchsequenziert werden kann (Tabelle 3.2). Ihm liegt die Primer-kombination Entero 40 und Entero 25 zugrunde (Tabelle 2.4). Es beginnt mit der Sequenz AATAGTAAGT (Abbildung 3.13) und endet mit TCACAGATTA (Abbildung 3.13).

Gemeinsam in einem PCR-Amplikon werden Intron 10 und Intron 11 mit Hilfe der Primer Entero 71 und Entero 54 gewonnen (Tabelle 2.4). Es zeigt sich, dass das zehnte Intron eine Größe von 9 kb aufweist, wo hingegen das elfte nur aus 298 bp besteht und vollständig durchsequenziert werden kann (Abbildung 3.4). Intron 10 hat als Anfangssequenz TCAGGTATAA (Abbildung 3.13) und endet mit TTACAGGATT (Abbildung 3.14). Mit TCTGGTATGT (Abbildung 3.14) beginnt Intron 11 und findet sein Ende mit AACTAGGTAT (Abbildung 3.14).

Über die Kombination der Primer Entero 43 und Entero 18 kann das Intron 12 synthetisiert werden (Tabelle 2.4). Es zeigt auf dem Agarose-Gel eine Länge von 2,1 kb und gehört zu den kleineren Introns des Proenteropeptidase-Gens (Abbildung 3.5). Seine Anfangssequenz ist TAAGGTTTGC (Abbildung 3.14), sein Ende TTGCAGGTTG (Abbildung 3.15).

Mit 9 kb stellt Intron 13 eines der größten Introns des Proenteropeptidase-Gens dar (Abbildung 3.4). Ihm liegt das Primerpaar Entero 17 und Entero 56 zugrunde (Tabelle 2.4). Es beginnt mit der Sequenz CCTAGTAAGT (Abbildung 3.15) und endet mit TTTCAGCGGA (Abbildung 3.16).

Intron 14 liegt mit 3 kb im Mittelfeld der Introngrößen (Abbildung 3.5). Es wird über die Primer Entero 37 und Entero 20 amplifiziert (Tabelle 2.4). Seine

```
   1 actgcttaac taatgtttct tagatgaact ttgccagtaa atgaatgcat cttttctatg
  61 tatatatagt gcatagagct aacaattaaa aattaaaaat accttttta tcaaaccata
 121 aatatgtata ataatttgag gctttctaat gtttgagaga agagatattt taattaaaac
 181 aaatgtaaga ctaatgcttt tagttaacta agtggtatca gatagatatt tgtatagatc
 241 aactgacaaa ctgatagttc agtagatgga ctgatggatg gatagagaga tgaacagata
 301 gatatataca tataacagtt gtttatttta ttttgtagct tctatttggg aaactaatcc
 361 tggcacaata agaattttt ccaaccaagt tactgccacc tttcttatag aatctgatga
 421 aagtgattat gttggcttta atgcaacata tactgcattt aacagcagtg agcttaatag
 481 taagtattat ttatttttg gcttttaat tttagatgc tttaatgtta tgatggaatt
 541 ttaaaggtag cagaatctaa aattttcatg atgtaatttt ataatgagta tcttgtatgt
 601 gcatctttct cttcttagaa cttaaaaga aatgagaaat tggacaatgg tttacatttt
 661 tcaaaggaat caaataacca atttgagaaa acttataaat cactataaaa tcaaattaaa
 721 attttatttg ctgcaagcat tgcaagttag aaaatactag cataaaacta attcagagaa
 781 aattctacat aaacttaatt tggatcaagg tattaaattt agtaacagga gagagaaaa
 841 tatggaacaa agtttctgtg ggtgaaccaa tggaaacaag atgtaaaact taaaaaatga
 901 gaaacttata tttgctaata ccctgacaga gtataggaaa tgtattaatt taacacagtt
 961 ggcaacaaaa agctgcttta aaaaaaataa atagaatgca acagagttaa gatcaataaa
1021 aaataatgat tttgtacata ccactgaagt ataagctgta taaggttaga ttatttcaa
1081 tacaatctaa tataactact cacattatgg actaaatttt ttttattcct tcttttttt
1141 cattccacaga ttatgagaaa attaattgta actttgagga tggctttgt ttctgggtcc
1201 aggatctaaa tgatgataat gaatgggaaa ggattcaggg aagcacctt tctccttta
1261 ctggacccaa ttttgaccac acttttggca atgcttcagg tataattcat ttaattcaga
1321 agtcaaaagg attttaattc ataaatcaaa aggaaagagg tatgtgttgt actgcagtgt
1381 aaagtgagca gcattaaatg caaaagtc
```

Abbildung 3.13 Exon 9 und 10 mit unmittelbar flankierender Intronsequenz. Abrufbar unter der Accession No Y19131 bei „GenBank" (http://www.ncbi.nlm.nih.gov/). Dargestellt ist Intron 8 (1–338), Exon 9 (399–479), Intron 9 (480–1149), Exon 10 (1150–1299) und Intron 10 (1300–1402)

```
   1 atgtgaatta atcaaaatat ctagtaaact agaattaagt caggaattgg actggataat
  61 ttagtgactc ataataagtc agaattttat atatccttgg tggtactcca cttcaagact
 121 cttgtttaat aaagtgggag gcccagtgtt aagctatttt tgtcaataac aatctgttat
 181 ggcaaaaata ctgctttctg agctcgagtc tagtgtcctg tccactatat taataatatat
 241 ttccttaacc tttcttctta aagttttct ttcctgctta caagtctac ttgtcacaca
 301 atgaaaatgc aatatttaag tgaaataaat tttttttgat atttttacag gattttacat
 361 ttctacccca actggaccag gagggagaca agaacgagtg gggctttaa gcctccctt
 421 ggaccccact ttggagccag cttgccttag tttctggtat gttgtacaca cctgtttaaa
 481 cgctgtcttt tttaatgggt aacattgcct tgctcaggcc accaggctca tatttcacta
 541 agatgttggc taaagtttta atgcatatac tattactttt cccaactgat aagcaataaa
 601 acattgatag acacctctcc ccatccccag caactccaaa acccagaagg aaaaaaagat
 661 tatttcaaag aaagtaaaaa atgtagaaaa gctctgaaaa ggacttattc taatgttgta
 721 ggaatccaaa cattttttgct tcttttccaa ctaggtatca tatgtatggt gaaaatgtcc
 781 ataaattaag cattaatatc agcaatgacc aaaatatgga gaagacagtt ttccaaaagg
 841 aaggaaatta tggagacaat tggaattatg gacaagtaac cctaaatgaa acagttaaat
 901 ttaaggtttg caaaatactt tattattcat atttgtatcc ttttgttggt ggaacaatta
 961 tatttagaat gatacagtga aaaaattaat gtattttctg aagataatca agtcactttc
1021 tctacttgcc caatctacct cacattttac cttggagtat tttattttta tttattcaat
1081 agcctattaa aaaccatcat tgaggaacaa tgtactaatg aaaatacagc ttataatggt
1141 ccataaaaata catccgaagtc ttttagaata tttcagcttc cttcagcaac tttctagcat
1201 a
```

Abbildung 3.14 Exon 11 und 12 mit unmittelbar flankierender Intronsequenz. Abrufbar bei „GenBank" unter der Accession No Y19132 (http://www.ncbi.nlm.nih.gov/). Dargestellt ist Intron 10 (1–350), Exon 11 (351–456), Intron 11 (457–754), Exon 12 (755–905) und Intron 12 (906–1021)

```
  1 ttttacactc atactctctc tcgtcccctt caccccagt gtgttttctc ttcaggcttt
 61 gtatgctcta agaaggaaga aaactacctg aatgtttaat attgctgaaa gaagaaattt
121 gggagaaaat tgctttctcc tgccagatga tatatatgca tgacagagta caatggaata
181 tgacaatatc ataagagaga cacagacaga gatatagaaa ctgtaacaat attgactaat
241 tcagaaggaa gacatcattg gaaatttagc cagtgtgaac acataataag ggggttgggt
301 tcagcagaag aatttaaaaa gcatgatctg tcaagatttc actatgtagt aacggtcacc
361 atatagttca aggtgacaat attgaatctc tagacaatat tgaatctctt gggctcacaa
421 gaagaatcaa gtcagagaag attagaatgg aatcaaatcg tttcatatgc ctctctgaat
481 tgcaggttgc ttttaatgct tttaaaaaca agatcctgag tgatattgcg ttggatgaca
541 ttagcctaac atatgggatt tgcaatggga gtctttatcc agaaccaact ttggtgccaa
601 ctcctccacc agaacttcct agtaagtaac cttcatgtgt attttgtctt attaaatcat
661 taacgtcagg tgtggaggct cacagctata attccagcac ttcgggaggc tgaagcagga
721 ggattgcttg aagccaggag tttgagacca gcctgaggat tacagcgaga ctctgtctct
781 acaaaacaaa acaaacaaac acaaattagc tgggcac
```

Abbildung 3.15 Exon 13 mit unmittelbar flankierender Intronsequenz. Abrufbar bei „Gen-Bank" unter der Accession No Y19133 (http://www.ncbi.nlm.nih.gov/). Dargestellt ist Intron 12 (1–485), Exon 13 (486–621) und Intron 13 (622–795)

```
  1 atgcggccaa caatcacatg aaaaaaagct caacatcact gatcattaga gctcttatgt
 61 acttaactgt gtttttcctt tacttaaact gcagcattta ccctaacatg actctaaaat
121 ttacttgcca aaatttgtat tctaagaaat gtaattgaaa attcgctggc atatggtatt
181 atctctctga aataaacatt gtattactga tgatttccca ttgctttcct tttcagcgga
241 ctgtggagga ccttttgagc tgtgggagcc aaatacaaca ttcagttcta cgaactttcc
301 aaacagctac cctaatctgg ctttctgtga gtcatttctt ttccaggtca tcagaaacaa
361 atgtccatat gaaatgtaga tctcccttg acgcagcaaa gtagattata aatttgtcaa
421 acatgggtac gcctatcatg tctacctata agattgctta atataacaac aaaaataaca
481 ataattgcta aatatatata gcatttgttt catgccaggc actgtgttaa tgcccaatat
541 acattatttc attcatttcc cacaagaact tcttgaagca ggtgtcatta t
```

Abbildung 3.16 Exon 14 mit unmittelbar flankierender Intronsequenz. Abrufbar bei „Gen-Bank" unter der Accession No Y19134 (http://www.ncbi.nlm.nih.gov/). Dargestellt ist Intron 13 (1–236), Exon 14 (237–326) und Intron 14 (327–591)

Anfangssequenz lautet TTCTGTGAGT (Abbildung 3.16), und es schließt mit TTTTAGGTGT (Abbildung 3.17).

Intron 15 wird mittels der beiden Primer Entero 19 und Entero 67 gewonnen (Tabelle 2.4). In der Agarose-Gel-Darstellung hat es eine Länge von 2,9 kb (Abbildung 3.5). Seine Anfangssequenz lautet TTAGGTAAGT (Abbildung 3.17), seine Schluss-Sequenz GAACAGCTGT (Abbildung 3.18).

Für das Intron 16 sind zwei hintereinander ausgeführte PCR (nested PCR) erforderlich. Der erste Ansatz wird mit dem Intronprimer Exon 16f und dem Exonprimer Entero 73 durchgeführt, der zweite mit den beiden Intronprimern Exon 16f und Exon 17r (Tabelle 2.4, Tabelle 3.2). Dabei ergibt sich ein Amplikon von 2 kb Länge (Abbildung 3.5). Die Intronsequenz be- ginnt mit

```
  1 aaaaaaaaa taatgaaaag aaaaaagaaa caccttgaaa cactgatttt catgaagtgg
 61 aaaaaaaatt gatttttttt taagttattt gaaattctca agagagtgaa gcttttaaga
121 gaaatcacca agtgtgttcc aaattaaatg ttacttctta ctttttaggt gtttggattt
181 taaatgcaca aaaaggaaag aatatacaac ttcattttca agaatttgac ttagaaaata
241 ttaacgatgt agttgaaata agagatggtg aagaagctga ttccttgctc ttaggtaagt
301 ctgcaatctg aatattgtaa aggttgtaaa gctcaagatg ttgtgctgat ggaaagagcg
361 tttcttaatt aatgtaatca ctctttttaca acttgcaaaa tgaaaataca atagtaaagt
421 gacatgagtt tatgtggaac ttacaatata gggtatattt aaaatagtga caacggaata
481 tttttcttga acgttcttca caaagcagga ctaattattt ttactttttta aatttgttct
541 taatttttcat gggtacatag taggtgtgtg tatttatggg atacatgaga tattttgata
601 caggcctaca atgcataata attcacatcag tgtgaatact gtatccatca cctcaagcat
661 tttttcctgtc tttg
```

Abbildung 3.17 Exon 15 mit unmittelbat flankierender Intronsequenz. Abrufbar bei „Gen-Bank" unter der Accession No Y19135 (http://www.ncbi.nlm.nih.gov/). Dargestellt ist Intron 14 (1–168), Exon 15 (169–294) und Intron 15 (295–674)

```
  1 gtcagatata ttataagtaa ttcatcatta cattatagag ttgcacaaac ctcaagaaat
 61 atcaaaattt aaagagaagt ttgctttgtt gagaagtgtt caaaatgtaa gagaatgtgt
121 gtgttcattt acttgtggct gctctatgag cgagccatgt aacatgtagc cctacgtctg
181 gcagagggaa ctgagatgtg gggtacattt ccttctagat ccaaaggatc atctcactga
241 ttatctcgtt ttcctttgga acagctgtgt acacagggcc tggcccagta aaggatgtgt
301 tctctaccac caacagaatg actgtgcttc tcatcactaa cgatgtgttg gcaagaggag
361 ggtttaaagc aaactttact actggctatc acttggggat tccaggtagg agcccataaa
421 tcacacattg catcataact tttgagcaa aacagcaaag gtgtacagaa tttcaaggcc
481 aaaatcatga ttttaatgct ttccttctgt gacacttatt cttcctcatc ttaatgaaga
541 tgatttttcc tcctttacat ctgtagtacc gttacctgag ttcgttcaaa gtaggcagcc
601 acaaaagttt ttaagcagac ctacttggat ttctctgatg tgtaaggagt gttgaatttt
661 gttca
```

Abbildung 3.18 Exon 16 mit unmittelbar flankierender Intronsequenz. Abrufbar bei „Gen-Bank" unter der Accession No Y19136 (http://www.ncbi.nlm.nih.gov/). Dargestellt ist Intron 15 (1–264), Exon 16 (265–405) und Intron 16 (406–665)

CCAGGTAGGA (Abbildung 3.18) und endet mit CCATAGAGCC (Abbildung 3.19).

```
  1 ataatgtgtg tgttcattta cttgtggctg ctctatgagc gagccatgta acatgtagcc
 61 ctacgtctgg ctttgtactc cagaatcatc catttgtgtt ttctttatcc tatacaataa
121 acattctttc cccatagagc catgcaaggc agaccatttt caatgtaaaa atggagagtg
181 tgttccactg gtgaatctct gtgacggtca tctgcactgt gaggatggct cagatgaagc
241 agattgtggt atgtcttatt tttaggaaaa tacttttatg acttttagcct ctgcatttgg
301 actctacagt gtcaaagaaa gattataact gtgtctatta ggacctgttt tgatgctttg
361 ggacgagaac atctcatctc tgagatgatt ttagcacctc tgtccccatc tggataga
```

Abbildung 3.19 Exon 17 mit unmittelbar flankierender Intronsequenz. Abrufbar bei „Gen-Bank" unter der Accession No Y19137 (http://www.ncbi.nlm.nih.gov/). Dargestellt ist Intron 16 (1–137), Exon 17 (138–248) und Intron 17 (249–418)

Mit 2,3 kb Länge liegt das Intron 17 eher im unteren Bereich (Abbildung 3.5)
Ihm liegt die Primerkombination Entero 36 und Entero 26 zugrunde (Tabelle
2.4). Der Übergang zwischen Exon 17 und Intron 17 lautet TGTGGTATGT
(Abbildung 3.19), der Übergang von Intron 17 zu Exon 18 CTTTAGTGCG
(Abbildung 3.20). Für Intron 18 wird ebenfalls eine wiederholte PCR (nested
PCR) benötigt. In einem ersten Ansatz wird ein Amplikon mit den beiden Intronprimern Exon 18f und Exon 19r erzeugt (Tabelle 3.2). Dieses PCR-Produkt wird
in einen zweiten Durchgang eingesetzt, wobei aber die Primer Entero 70 und
Entero 64 zugegeben werden (Tabelle 2.4). Insgesamt kann das dadurch gewonnene Amplikon komplett durchse- quenziert werden und ergibt eine Länge von
432 bp (Tabelle 3.1). Es beginnt mit TAGGGTAAGT (Abbildung 3.20) und endet
mit CTCTAGGAGT (Abbildung 3.20).

```
   1 aattatgcta atcaacttat ccatcacctt aaataccata tttcatgatg agaaaatttg
  61 aaattttgca aaattttgaa atatacaata cattattatt aactatagtc acagtgctgt
 121 gcaagagatc tcatgaactt attcctcctg tctaaatgaa gctctgtact ctttgaacga
 181 tgtcttccca tactccgcac ccttcagtct ctggtaacta ccattatgct ctctgtgtct
 241 ttagtgcgtt ttttcaatgg cacaacgaac aacaatggtt tagtgcggtt cagaatccag
 301 agcatatggc atacagcttg tgctgagaac tggaccaccc agatttcaaa tgatgtttgt
 361 caactgctgg gactagggta agtaattcta ctgagttcct ttttaagaga tttgcaaacc
 421 tttttattac tatcaaatta ggtttaataa gagctttaaa atttataaag ttatgaattt
 481 agaaaataca cattagcaaa agggagaaaa taaaaatctt gattaacccc attttcaagt
 541 aataaccact gttaataacc tttgtatgaa tactgtataa attacattaa agttaaaatg
 601 acatttcatg ggattatggg taattctact catttgcatc atcctttaga taggaaaaca
 661 catgaagttt tatattaaaa cgttcatttt tttggctggt atcccataat ttgttttaat
 721 gtccatagca ttaaggaact gaaagtctaa cttatggtct tttctttatg cttttgtttt
 781 gtctgtatgc tttttttcttt tttctctagg agtggaaact catcaaagcc aatcttctct
 841 accgatggtg gaccatttgt caaattaaac acagcacctg atggccactt aatactaaca
 901 cccaggtggg tccctaaatc tgttcttaga ctagttgtac atagacatgg cagaagatag
 961 attgttgaac ccactcagat ttgaatgcta ttacatactg gtcatatagt cttgaaagtt
1021 atttgactta tattattatt taagtactct caaacagtat ctatttaata tctga
```

Abbildung 3.20 Exon 18 und 19 mit unmittelbar flankierender Intronsequenz. Abrufbar
bei „GenBank" unter der Accession No Y19138 (http://www.ncbi.nlm.nih.gov/). Dargestellt
ist Intron 17 (1–244), Exon 18 (245–377), Intron 18 (378–809), Exon 19 (810–905) und
Intron 19 (906–1075)

Intron 19 und 20 werden gemeinsam in einer PCR mit Hilfe der des Pri-
merpaares Entero 29 und Entero 22 gewonnen (Tabelle 2.4), wobei Intron 19
eine Länge von 3,1 kb aufweist und Intron 20 vollständig durchsequenziert ist
und eine Länge von 252 bp aufweist (Abbildung 3.5, Tabelle 3.1). Es das zweitkleinste Intron des Proenteropeptidase-Gens. Intron 19 weist als Anfangssequenz
CCAGGTGGGT (Abbildung 3.20), und als Schluss-Sequenz TTACAGTCAA
(Abbildung 3.21) auf. Intron 20 startet mit der Anfangssequenz AAATGTAAGT

(Abbildung 3.21) und endet mit der Schluss-Sequenz TAATAGCTTG'(Abbildung 3.21).

```
  1 gtaatagttt tattgcaaat attgcttttt attctcacaa cactccaata aagtattatt
 61 acccccattt tatggaagaa gaaactgggt ctcagggata ttgagtaact tccctgaagt
121 cacatagaaa tggtagaata aggatgcaaa ctcacctcta tttgacatta aactggggct
181 tcttcggctt acaattcagt ctccctacat ttcatatatg agacattaag atgtccattt
241 tactaaagca aaagtaggat aacctatatg atgtttgact tgaaaatatt aaatgcataa
301 ttttaaaaat atgattgttc ttctattaca gtcaacagtg tttacaggat tccttgattc
361 ggttacagtg taaccataaa tgtaagtaaa tatgttgtca tatcccactt caagcattct
421 gtttaaaatt ctgaatagag ttttatgtca cctgaagtta ttttgttacc actcaatttt
481 caccatcaga agaaatgcca aaaatgaaat agatgctctt tctccaatta ttttaatagc
541 ttgtggaaaa aaactggcag ctcaagacat caccccaaag attgttggag gaagtaatgc
601 caaagaaggg gcctggccct gggttgtggg tctgtattat ggcggccgac tgctctgcgg
661 cgcatctctc gtcagcagtg actggctggt gtccgccgca cactgcgtgt atgggtgagt
721 gtgatgtcaa gtgtcccttc ccaaactagg tcaccacagc agacactgcc aagcatccca
781 tttcatgcag aatcacaaaa ccatcccacc agggaaatcc tgctgtttat gacattataa
841 acattccaaa tattttccca ttaatgtcat gtatgaaaat agagatacat tttaaaaaa
```

Abbildung 3.21 Exon 20 und 21 mit unmittelbar flankierender Intronsequenz. Abrufbar bei „GenBank" un- ter der Accession No Y19139 (http://www.ncbi.nlm.nih.gov/). Dargestellt ist Intron 19 (1–331), Exon 20 (332–381), Intron 20 (382–539), Exon 21 (540–714) und Intron 21 (715–899)

Mit 5,5 kb liegt Intron 21 im oberen Feld der Enteropeptidase-Introns (Abbildung 3.4). Es wird erzeugt über die Primerkombination Entero 21 und Entero 61 (Tabelle 2.4). Es beginnt mit ATGGGTGAGT (Abbildung 3.21) und endet mit TTTCAGGAGA (Abbildung 3.22).

```
  1 tgaaatgtga cctaaggcag aggttctcca acctagccat atattatata tagtagcaca
 61 aatttggaga tttaatttta gaagtatttt ttaaattgtc tggtggacta ttccagaccc
121 agtacattag aatcggggga ggaggggaag taggtgtcag cattatttaa aagcacctca
181 cgagattgca atgtacaacc acagttgaga accacaatct agaactagag ctcagcatat
241 aacttaagag gagtgaaaca gagagattag cactaattag ggtttttcttt atgttgtgat
301 cagaaaaata aagatttgag aatattttta aaggatgatt cttcagagaa attaaagaac
361 atttcaggat agaaacatat tctgaaatgt catgatgaag atcttctaga agagcatccca
421 tttggatgga gagtgtctca tatttcttca ttacaatttt caggagaaac ttagagccat
481 ccaagtggac agcaatccta ggcctgcata tgaaatcaaa tctgacctct cctcaaacag
541 tccctcgatt aatagatgaa attgtcataa accctcatta caataggcga agaaaggaca
601 acgacattgc catgatgcat ctggaattta aagtgaatta cacaggtaaa aaaaaaaaat
661 cactcttagt catcttatct gccaaaatta attcaaaact agatttcaaa tattatcaat
721 gtcaatgcat taattcataa aagctagata aagttttaca taaatcattg gaacttaaat
781 gggattaggg agtagagaga aatatattaa atttcttttca tcaggatgtt taaattcaac
841 tttccagaaa gaaccagtag aataaaactc nctgagccct gta
```

Abbildung 3.22 Exon 22 mit unmittelbar flankierender Intronsequenz. Abrufbar bei „Gen-Bank" unter der Accession No Y19140 (http://www.ncbi.nlm.nih.gov/). Dargestellt ist Intron 21 (1–463), Exon 22 (464–645) und Intron 22 (646–883)

Intron 22, das über die beiden Primer Entero 23 und Entero 65 amplifiziert wird, zeigt auf dem Agarose-Gel eine Größe von 2,1 kb (Tabelle 2.4, Abbildung 3.5). Die Anfangssequenz lautet ACAGGTAAAA (Abbildung 3.22), und das Ende stellt sich als TTCCAGATTA (Abbildung 3.23) dar.

```
  1 gccgatctat tgtcaaaag tgctgctctg aaatgcctat ttcccctaag accgatgtct
 61 aaaattttta caggtagggt taaaaaaaaa aatacatgtt ttttagatta actgttattg
121 atttttaaaa cttgttagaa atgcttgtaa atctgttctt tcttttttctt cgtttgttcg
181 ttttgctgtt tgcttgtttt tccagattac atacaaccta tttgtttacc ggaagaaat
241 caagttttc ctccaggaag aaattgttct attgctggtt gggggacggt tgtatatcaa
301 ggtaaattat cagactcaaa aaaaaaaaa aaaaaa
```

Abbildung 3.23 Exon 23 mit unmittelbar flankierender Intronsequenz. Abrufbar bei „Gen-Bank" unter der Accession No Y19141 (http://www.ncbi.nlm.nih.gov/). Dargestellt ist Intron 22 (1–205), Exon 23 (206–301) und Intron 23 (302–337)

Intron 23 wird über die Primerpaare Entero 52 und Entero 53 gewonnen (Tabelle 2.4). Es zeigt auf dem Agarose-Gel eine Größe von 3,8 kb (Abbildung 3.4). Für Intron 23 ergibt sich als Anfangssequenz CAAGGTGTAA (Abbildung 3.23), und als Schluss-Sequenz GAGCAGGTAC (Abbildung 3.24).

```
  1 taatttccat gaatgaaaca ctttgtgttg gggagcgttt tcccccatga gcaatcctgt
 61 aactgtttaa aatcacagaa gatgcccaaa gaccatctag tctaatccat cgctcctact
121 agcccttcgg taaaaagaa gagctttcct gttatccatt tggcacaatc cacagatggg
181 ctttattatg tgctttagtg tgcaaggttt agtatttagt tccattatat atacacagta
241 cttgataatg agagtgaaat gttggaataa ataggactga tggtagttca ttcaaggatg
301 catgttgatc acttctgact ggctggctgc attctccatt ttgagcaggt actactgcaa
361 acatattgca agaagctgat gttcctcttc tatcaaatga gagatgccaa cagcagatgc
421 cagaatataa cattactgaa aatatgatat gtgcaggcta tgaagaagga ggaatagatt
481 cttgtcaggt aaagatgtaa aactgctcac tgtacctttt cagaaagcac tggtgttata
541 gttatttcat tgcttaacaa taattaggga gtaaagaaat aagcttcttt catttctctt
601 ttacaaaact gttac
```

Abbildung 3.24 Exon 24 mit unmittelbar flankierender Intronsequenz. Abrufbar bei „Gen-Bank" unter der Accession No Y19142 (http://www.ncbi.nlm.nih.gov/). Dargestellt ist Intron 23 (1–348), Exon 24 (349–488) und Intron 24 (489–615)

Über das Primerpaar Entero 28 und Entero 34 wird Intron 24 als letztes Intron des Proenteropeptidase-Gens synthetisiert (Tabelle 2.4). Auf dem Agarose-Gel zeigt sich eine Größe von 5,1 kb (Abbildung 3.4). Intron 24 beginnt mit TCAGGTAAAG (Abbildung 3.24) und endet mit CTTTAGGGGG (Abbildung 3.25).

```
  1 tggagaaact tttactaaaa aggtgcactg taaaaattat aaatgatgtc ttagttgtta
 61 tagtttctct gtctccttac tgaggttctc attcctgact tagagtgaaa gtgagaatat
121 atacagatga cttgcaatta aatcatattt tttaattaat ttttatttt taatttattt
181 gatacaaata attttatatg tttcgatcaa ttgaccacat atctacaatt ttgttttgca
241 attcactctt taggggggatt caggaggacc attaatgtgc caagaaaaca acaggtggtt
301 ccttgctggt gtgacctcat ttggatacaa gtgtgccctg cctaatcgcc ccggagtgta
361 tgccagggtc tcaaggttta ccgaatggat acaaagtttt ctacattagc gcatttctta
421 aactaaacag gaaagtcgca ttattttccc attctactct agaaagcatg gaaattaagt
481 gtttcgtaca aaaattttaa aaagttacca aaggtttta ttcttaccta tgtcaatgaa
541 atgctagggg gccagggaaa caaaattta aaaataataa aattcaccat agcaatacag
601 aataactta aaataccatt aaatacattt gtatttcatt gtgaacaggt atttcttcac
661 agatctcatt tttaaaattc ttaatgatta tttttattac ttactgttgt ttaaagggat
721 gttattttaa agcatatacc atacacttaa gaaatttgag cagaatttaa aaaagaaaga
781 aaataaattg tttttcccaa agtatgtcac tgttggaaat aaactgccat aaattttcta
841 gttccagttt agtttgctgc tattagcaga aactcaattg tttctctgtc ttttctatca
901 aaattttcaa catatgcata accttagtat tttcccaacc aatagaaact atttattgta
961 agcttatgtc acaggcctgg actaaattga ttttacgttc ctctt
```

Abbildung 3.25 Exon 25 mit unmittelbar flankierender Intronsequenz. Abrufbar bei „Gen-
Bank" unter der Accession No Y19143 (http://www.ncbi.nlm.nih.gov/). Dargestellt ist Intron
24 (1–253) und Exon 25 (254–1005)

3.5 Die Genstruktur

Im Vergleich zu den meisten Prokaryonten besitzen Eukaryonten fast alle Introns
in ihren Genen, die durch den Vorgang des Splicings im Zellkern entfernt werden müssen, damit es zur entsprechenden Proteinsynthese an den Ribosomen
kommt. Mit Hilfe der beiden PAC-Klone kann das Proenteropeptidase-Gen in seiner kompletten Struktur dargestellt werden. Es besitzt 24 Introns und 25 Exons
und hat eine Länge von über 88 kb. Mit einer Länge von nur 158 bp ist Intron
20 das kleinste des Proenteropeptidase-Gens und ist komplett durchsequenziert.
Insgesamt konnten 5 Introns in Gänze durchsequenziert werden. Es handelt sich
hierbei um Intron 2 (252 bp), Intron 9 (670 bp), Intron 11 (298 bp), Intron 18
(432 bp) und Intron 20 (158 bp). Intron 10 und 13 werden auf jeweils 9 kb gemes-
sen und repräsentieren die größten In- trons des Proenteropeptidase-Gens. Alle
Exon-Intron-Übergänge entsprechen der GT/AG-Re- gel. Jedes Intron beginnt mit
dem Basenpaar GT und endet mit AG. Mit einer Länge von ge- rade 36 bp ist
Exon 5 das kleinste des Proenteropeptidase-Gens. Es wird von Intron 4 mit 4,4
kb und Intron 5 mit 7 kb eingerahmt. Exon 22 ist das längste und weist eine
Größe von 182 bp auf. Es wird von Intron 21 mit 5,5 kb und Intron 22 mit 2,1
kb umschlossen. Aus jedem Intron wurde durchschnittlich ca. 200 bp exonflan-
kierende Sequenz gewonnen, so dass die Voraus- setzungen für eine vollständige
Mutationsanalyse geschaffen sind. Insgesamt sind alle ge- wonnen Introns und
dazugehörigen Exons gemäß ihrer Reihenfolge und Größe in Abbildung 3.26
zusammengefasst:

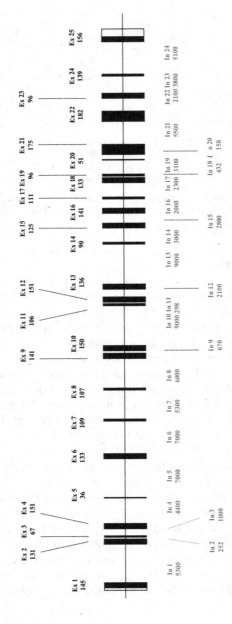

Abbildung 3.26 Die genomische Struktur des Proenteropeptidase-Gens. Diese Abbildung zeigt die Struktur des Proenteropeptidase-Gens. Die 25 Exons sind als schwarze Balken zu sehen. Unter der jeweiligen Exon-Nummer ist die Länge des Exons in Basenpaaren angegeben. Die 24 Introns sind zwischen den Exonbalken dargestellt. Ihre Größe in Basenpaaren ist ebenfalls unter der jeweiligen Intron-Nummer abzulesen

3.6 Methode zur Mutationsanalyse

Um eine vollständige Mutationsanalyse eines Gens von genomischer DNA durchführen zu können, muss jedes einzelne seiner Exons amplifizierbar sein. Dies war erreicht, nachdem die Genstruktur des Proenteropeptidase-Gens vollständig bekannt war. Jetzt bot sich zum ersten Mal die Gelegenheit, jedes einzelne Exon des Proenteropeptidase-Gens zu synthetisieren. Dazu wurden auf allen exonflankierenden Intronsequenzen Primer abgeleitet (Tabelle 3.2). Es konnten von einer menschlichen DNA eines gesunden Spenders alle 25 Exons synthetisiert und sequenziert werden. Damit war eine Methode geschaffen, um bei Patienten mit angeborenem Enteropeptidasemangel Mutationsanalysen vornehmen zu können, wie sie in unserer Arbeitsgruppe ausgeführt wurde (Holzinger et al, 2002). In der folgenden Tabelle sind alle Primer aufgelistet, mit denen die Mutationsanalyse erfolgreich durchgeführt werden kann:

Tabelle 3.2 Intronprimer zur Amplifikation der gesamten kodierenden DNA des Proenteropeptidase- Gens. Abgebildet sind die Sequenzen der Intronprimer, mit denen alle Exons des Proenteropeptidase-Gens amplifiziert werden konnten (Holzinger et al, 2002)

Nummer des Exons	Vorwärtsgerichtete Intronprimer	Rückwärtsgerichtete Intronprimer
Exon 1	CAGTTCTTAAATTA GCAAGCC	CTGACACTAAAGTGTGTACATTC
Exon 2	CAGAGCTAACACATCAGGC	TCACAGTGAGAAAATGGTG
Exon 3	ACTCTAAGCAGAACATAAAGATTG	GCCACTTTGCTTAATCCTC
Exon 4	GAATTGAACACAAATCAGTGG	GTAAATGTGTCACCTCAGG
Exon 5	AATGACATACTTCTAAATGGACAC	TAGCCCTAAATATGTTGTTTACTG
Exon 6	TAAATATTCCTATGGCAGTTGAAG	AGTGAGGGAGGATAAAACAGAAG
Exon 7	AATGTTTTGCAGCCAATTTGAATC	AAAGCAATAAGACGTTGCATCAG
Exon 8	GATATCATATTATGTGGTGTTCAC	AAAATCAAAGGGAAAACATACCAC
Exon 9	ATAGATCAACTGACAAACTGATAG	TAAGTTCTAAGAAGAGAAAGATGC
Exon 10	GAAGTATAAGCTGTATAAGGTTAG	GACTTTTGCATTTAATGCTGCTC
Exons 11–13	TCTTTCCTGCTTACAAAGTCTAC	GTGCCCAGCTAATTTGTGTTTG
Exon 14	AGCATTTACCCTAACATGACTC	ATTTATAATCTACTTTGCTGCGTC
Exon 15	TGAAATTCTCAAGAGAGTGAAGC	CGTTTACAACCTTTACAATATTCAG
Exon 16	GAGATGTGGGGTACATTTC	ATTCTGTACACCTTTGCTG

(Fortsetzung)

Tabelle 3.2 (Fortsetzung)

Nummer des Exons	Vorwärtsgerichtete Intronprimer	Rückwärtsgerichtete Intronprimer
Exon 17	GTACTCCAGAATCATCCATTTG	TCTTTCTTTGACACTGTAGAGTC
Exon 18	TATAGTCACAGTGCTGTGC	GTAATAAAAAGGTTTGCAAATCTC
Exon 19	CTCCATAGCATTAAGGAAC	CAAATCTGAGTGGGTTCAAC
Exons 20 und 21	CATATATGAGACATTAAGATGTCG	AATGTATCTCTATTTTCATACATGAC
Exon 22	TTCTGAAATGTCATGATGAAGATC	GCTTTTATGAATTAATGC
Exon 23	CTAAAGGGCCACCAGTGGTAGC	CATTCACAGGATATTATGACAG
Exon 24	AGTTCATTCAAGGATGCATGTTG	ATGAAATAACTATAACACCAGTGC
Exon 12 vorwärts	CTCTGAAAAGGACTTATTCTAATG	–
Exon 13 vorwärts	CAAGAAGAAATCAAGTCAGAG	–
Exon 21 vorwärts	GAGTTTTATGTCACCTGAAG	–

Diskussion

4

4.1 Eigenen Daten

4.1.1 Zielsetzung der Arbeit

Das Ziel der vorliegenden Arbeit war, die Struktur des Proenteropeptidase-Gens zu entschlüs- seln und eine Methode zu etablieren, die als Basis für zukünftige Mutationsanalysen dienen kann. Es gelang, alle Introns des Proenteropeptidase-Gens mittels PCR zu amplifizieren. Im Anschluss daran konnten in einem Test alle 25 Exons des Proenteropeptidase-Gens von genomischer DNA eines gesunden synthetisiert werden. So war es nun möglich, erstmals Mu- tationsanalysen an Leukozyten-DNA von Patienten mit angeborenem Enteropeptidasemangel durchzuführen. Tatsächlich konnte nachgewiesen werden, dass dem angeborenen Enteropeptidasemangel Defekte im Proenteropeptidase-Gen zugrunde liegen (Holzinger et al, 2002). In Zukunft können alle Patienten, bei denen die Diagnose Enteropeptidasemangel bioche- misch gestellt wurde oder vermutet wird mit Hilfe der in dieser Arbeit vorgelegten Methode auf Defekte im Proenteropeptidase-Gen untersucht werden. Dazu erforderlich ist einzig eine Blutprobe.

Ergänzende Information Die elektronische Version dieses Kapitels enthält Zusatzmaterial, auf das über folgenden Link zugegriffen werden kann https://doi.org/10.1007/978-3-658-40167-2_4.

C. Bück, *Sequenz und Struktur des Pro-Enteropeptidase-Gens als Basis für Mutationsanalysen bei angeborenem Enteropeptidasemangel*, https://doi.org/10.1007/978-3-658-40167-2_4

4.1.2   Promotorregion

Jedes Gen besitzt vor seinem ersten Exon eine Sequenzregion (Promotor), ohne
die es nicht zu seiner Expression kommen würde. Die Region stromaufwärts von
Exon 1 kann mittels Genome Walk® entschlüsselt werden. In zwei Ansätzen
wird eine Sequenz von 1260 bp gewonnen. Diese Sequenz repräsentiert das Ende
der zum Proenteropeptidase-Gen gehörenden Promotorregion. Wenn die Diffe-
renz der Transkript-Länge im Nothern-Blot (4,4 kb) und der publizierten cDNA
(3,7 kb) einzig auf Unvollständigkeit am 5'-Ende zurückzuführen ist, be- deutet
dies, dass der Tranksskriptstart ca. 700 Basenpaare vom ATG (Translationssignal)
ent- fernt liegen muss. Weiter in 5'-Richtung liegende Sequenzen (500 Basenpaare) entsprächen dann dem Promotor. Tatsächlich findet sich 697 Basenpaaren
vom ATG entfernt eine sog. TATA-Box (ein Promotorelement zur Bindung von
RNA-Polymerasse), die typisch wäre für ein differentiell (in bestimten Geweben)
exprimiertes Gen wie das der Enteropeptidase. Eine genauere Untersuchung des
Promotors war allerdings nicht Gegenstand dieser Arbeit. Sie müsste in polar dif-
ferenzierten Enterozyten durch ein Reportergen wie z. B. Luziferasse er- folgen.
Auch Mutationen am Promotor des Proenteropeptidase-Gens könnten zu einer
Blockade der Proteinsynthese führen und zum Bild des angeboren Enteropeptidasemangels führen. Ebenso könnten weitere Fehler auf zellulärer Ebene zur
Maldigestion führen, wie z. B. eine intrazelluläre Fehlsteuerungen der Proenteropeptidase, so dass das Enzym nicht in die apikale Membran eingebaut wird.
Natürlich ist in diesem Zusammenhang auch an einen De- fekt der Duodenase
zu denken bzw. an Prozesse, die zu einer Funktionseinschränkung dieses Enzyms
führen.

4.1.3   Die genomische Struktur

Das Chromosom 21, auf welchem auch das Proenteropeptidase-Gen liegt, besitzt
eine Ge- samtlänge von 33,65 Mb und ist Träger von insgesamt 225 Genen. Darunter befinden sich Gene für Ionenkanäle, Interferonrezeptoren und verschiedene
Transkriptionsfaktoren sowie das APP-Gen, dessen Mutation verantwortlich ist
für die frühe Form der Alzheimer- Krankheit. Das größte Gen auf Chromosom
21 (DSCAM) weist eine Länge von 840 kb auf. Generell liegt die Durchschnitts-
größe für menschlicher Gene bei ca. 50 kb. Da durch Sum- mation der erhaltenen
Intron- und Exonlängen sich für das Proenteropeptidase-Gen insgesamt eine
Länge von über 88 kb errechnet, gehört es im Vergleich zu anderen menschlichen
Genen zu den größeren.

Mit PAC-Klon 4 können insgesamt die ersten 14 Introns flankierend dargestellt werden, mit PAC-Klon 3 die letzten 10 (Abbildung 3.1). Der kodierende Teil des Exon 1 des Proenteropeptidase-Gens zählt 145 bp. Daran schließt sich Intron 1 mit 5,3 kb an. Eine Sequenzlänge von 131 bp weist Exon 2 auf, dem Intron 2 mit 252 bp folgt und vollständig durchsequenziert ist. Es ist das zweitkleinste Intron des Proenteropeptidase-Gens. Im Anschluss daran folgen Exon 3 mit 67 bp und Intron 3 mit 1 kb. Das zu den größeren zäh- lende Exon 4 ist 151 bp lang. Ihm schließt sich Intron 4 an. Dieses ist 4,4 kb lang. Darauf folgt Exon 5, das mit nur 35 bp das kleinste Exon des Proenteropeptidase-Gens ist. Exon 6, 133 bp lang, wird eingerahmt von Intron 5 und Intron 6, die beide eine Größe von 7 kb auf dem Agarose-Gel zeigen. Zwischen Exon 7 mit 109 bp und Exon 8 mit 109 bp befindet sich Intron 7, das eine Länge von 5,3 bp aufweist. Dem Exon 9 mit 141 bp geht Intron 8 voran, das 6 kb lang ist. Intron 9 kann vollständig durch- sequenziert werden und hat eine Länge von exakt 670 bp. Mit 150 bp schließt sich das Exon 10 an, das zu den größeren des Proenteropeptidase-Gens gehört. Das folgende Intron 10 ist mit 9 kb das größte des Proenteropeptidase-Gens. Ihm schließt sich Exon 11 mit 106 bp an. Exon 12 mit 151 bp geht das vollständig durchsequenzierte Intron 11 voran, das 298 bp Länge aufweist. Exon 13 mit 136 bp Länge wird eingerahmt von Intron 12 und Intron 13, die jeweils in Bezug zum Län- genstandardmarker auf dem Agarose-Gel eine Größe von 2,1 kb und 9 kb zeigen. Eher zu den kleineren Exons zählt mit 90 bp Exon 14, gefolgt von Intron 14 mit 3 kb Länge. Exon 15 weist eine Länge von 125 bp auf. Intron 15 mit 2,8 kb und Intron 16 mit 2 kb rahmen das 141 bp lange Exon 16 ein. Exon 17 folgt mit einer Größe von 111 bp. Anschließend findet sich Intron 17 mit 2,3 kb. Dem vollständig durchsequenzierten Intron 18 mit 432 bp folgt Exon 19 mit 96 bp. Mit 3,1 kb schließt sich Intron 19 an, gefolgt vom zweitkleinsten Exon 20 des Proenteropeptidase-Gens mit nur 51 bp. Es folgt mit einer Sequenzlänge von genau 158 bp Intron 20, das kürzeste Intron des Proenteropeptidase-Gens ist. Exon 21 ist 175 bp lang und wird von Intron 21 mit 5,5 kb gefolgt. Das größte Exon des Proenteropeptidase-Gens ist Exon 22, das sich mit 182 bp Länge anschließt. Exon 23 mit 96 bp wird von den beiden Introns 22 und Intron 23 mit je 2,1 kb und 3,8 kb eingerahmt. Intron 24 mit 5,1 kb und Exon 25 mit 156 bp beschließen das Proenteropeptidase-Gen. Alle Exon-Intron-Übergänge entspre- chen der GT/AG-Regel. Insgesamt sind alle exonflankierenden Intronsequenzen im Durchschnitt ca. 200 bp weit dargestellt.

4.1.4   Exonmodule

Nach Vorliegen der kompletten Genstruktur des Proenteropeptidase-Gens ist
es möglich ge- worden, einzelnen Exons bestimmte Proteindomänen des
Enteropeptidase-Enzyms zuzuord- nen. Die kodierenden Teile eines Gens, die
Exons, stellen gleichsam einzelne entwicklungs- geschichtliche Module dar.
Ähnlich wie in der Elektrotechnik, wo gleiche Module als geschlossene Funkti-
onseinheit in unterschiedlichen Geräten eingesetzt werden können, so werden in
der Natur quer durch alle Spezies immer wieder ähnliche Exons in verschiedenen
Genen verschiedener Lebewesen gefunden. In Bezug auf die Entwicklungs-
geschichte lässt sich daher folgern, dass nicht jedes einzelne Gen singulär
entstanden ist, sondern Gene sich durch Zusammenbau aus schon bestehenden
Genen entwickelt haben. Das gilt auch für das Proenteropeptidase-Gen, wo einzelne Exonmodulähnlichkeiten (Homologien) zu anderen Genen bestehen. Der
Arbeitsgruppe um J. E. Sadler gelang es erstmals, für das Entero- peptidase-
Enzym verschiedene Proteindomänen zu beschreiben (Kitamoto et al, 1995).
Als Ergebnis der vorliegenden Arbeit kann gezeigt werden, dass diese Domänen
präzise Exons oder Gruppen von Exons entsprechen. Die Enteropeptidase wird
auf Grund der ihr eigenen Serinproteasedomäne der Familie der Serinproteasen
zugeordnet. Interessanterweise bestehen aber noch weitere Homologien innerhalb
der Serinproteasefamilie, die sich nicht auf die Serinprotease-Einheit, sondern
andere Elemente beziehen. Dies ist der Fall bei Enzym C1r, das in der Kom-
plementkaskade mitwirkt. Darüber hinaus lassen sich Domänen definieren, die in
Proteinen zu finden sind, die keine offensichtliche funktionelle Verwandtschaft
zum Enteropeptidase-Enzym aufweisen.

Das Exon 1 kodiert für eine als universelle Signalerkennungssequenz zuord-
bare Domäne (Signal-anchoring). Exon 6 und Exon 17 determinieren duplizierte
Proteindomänen, die im LDL-Rezeptor zu finden sind. Die Exonblöcke 7–9 und
14–16 bilden den Ausgangspunkt für eine 120 AS lange Proteinsequenz, die
in der Komplement-Serinprotease C1r und auch in Tolloid, einem Protein der
Fruchtfliege Drosophila melanogoster, zu finden ist. Die Exons 10–13 kodieren
für eine Meprindomäne. Meprin A und B sind Metalloproteasen in der Niere.
Ex- ons 18–20 bilden eine zysteinreiche Domäne, die im Scavenger-Rezeptor
von Makrophagen vorkommt. In der folgenden Abbildung sind die Exons sowie
ihre Proteindomänen in Bezieh- ung zueinander dargestellt (Abbildung 4.1):

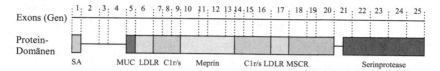

Abbildung 4.1 Exonmodule des Proenteropeptidase-Gens stehen in enger Beziehung zu Proteindomänen der Enteropeptidase. Die von der Arbeitsgruppe um J. E. Sadler veröffentlichten Proteindomänen des Entero- peptidase-Enzyms, definiert durch Sequenzvergleiche, können nach Kenntnis der mit einzelnen Exons oder ein- zelnen Exonblöcken präzise in Beziehung gebracht werden (Holzinger, 2002). SA = signal-anchor sequence; LDLR = LDL receptor-like domain; Muc = mucin-domain; Meprin = meprin-like domain; C1r/s = complement component C1r-like domain; MSCR = macrophage scavenger receptor-like domain

4.1.5 Vorbereitung zur Mutationsanalyse

Seit der Erstbeschreibung des angeborenen Enteropeptidasemangels im Jahre 1969 durch Hans-Beat Hadorn und Kollegen waren zur Frage der molekularen Pathophysiologie dieser Erkrankung nur Spekulationen möglich. Das klinische Bild hingegen ist eindeutig beschrie- ben worden und durch intestinale Symptome wie Erbrechen und Diarrhoe, Fettstühle und Gedeihstörung charakterisiert. Auf Grund der insuffizienten Proteinverdauung tritt eine ausgeprägte Hypoproteinämie auf, und als Folge davon entwickeln sich periphere Ödeme. Ebenso prägt sich eine Anämie aus. Auch auf biochemischer Ebene konnte bisher ein Mangel an Enteropeptidase-Aktivität bei einzelnen Patienten nachgewiesen werden. Dazu wurde dem Patienten Darmsaft distal der Papilla vateri entnommen. Vor Zugabe isolierter Rinder-Entero- peptidase wurde keine Aktivität der Pankreasenzyme festgestellt. Danach war sie aber deut- lich zu messen. Weiter konnte bisher in der Ursachenforschung nicht vorgestoßen werden. Seit Ende der 70er Jahre war es möglich, dass Mutationsanalysen von Krankheitsgenen vorge- nommen werden konnten. Die erste Veröffentlichung zum menschlichen Proenteropeptidase-Gen erschien 1995 (cDNA-Sequenz). Prinzipiell können Mutationsanalysen des Proentero- peptidase-Gens auf zweierlei Weisen durchgeführt werden: entweder über eine Biopsie des Duodenums mit sehr aufwendiger experimenteller Aufbereitung der mRNA, oder über Gen- untersuchungen aus Leukozyten-DNA, die über eine einfache Blutabnahme der betroffenen Patienten gewonnen wird. Der erste Weg ist für die Patienten mit größeren Unannehmlich- keiten verbunden und experimentell anfällig. Für den zweiten Weg wird die Genstruktur, d. h. die Abfolge aller Exons und Introns des Proenteropeptidase-Gens benötigt. In einem

Test konnten alle 25 Exons des Proenteropeptidase-Gens amplifiziert werden. Damit war die Vor- aussetzung für routinemäßige Mutationsanalysen geschaffen.

4.1.6 Das Humangenomprojekt

Im Rahmen des Humangenomprojekts wurde Chromosom 21 als erstes menschliches Chro- mosom überhaupt vollständig durchsequenziert. Die Daten wurden Anfang 2001 der Öffentlichkeit vorgestellt. Da das Proenteropeptidase-Gen auf Chromosom 21 lokalisiert ist, konnte ein Sequenzvergleich vorgenommen werden. Tatsächlich wurden die in dieser Arbeit vorgestellten und in der Genbank niedergelegten Sequenzen bestätigt. Das Humangenomprojekt war sicherlich ein wichtiger Schritt in die richtige Richtung. Aber die zukünftigen Fragestellungen der Molekularbiologie werden sich vor allem mit der Genexpression beschäftigen: *wann* und *in welchen Mengen* wird ein bestimmtes Protein gebildet? Dazu würden dann epigenetische Fragestellungen gehören, in welcher Art die DNA im Zellkern verpackt ist und für die RNA-Polymerase zugänglich ist. Oder inwiefern die Translation eines Proteins durch micro RNA beeinflusst wird. All dies wird weiter zum Verständnis beitragen, wie die einzelnen Abläufe in einer Zelle organisiert sind.

4.2 Mutationsanalyse

Als Anwendung meiner Arbeit, der Aufklärung der Genstruktur des Proenteropeptidase-Gens, konnten in unserer Arbeitsgruppe bei zwei Patienten, die klinisch an angeborenem Enteropep- tidasemangel leiden, jeweils Mutationen bzw. Deletionen im kodierenden Bereich des Pro- enteropeptidase-Gens festgestellt werden, die zur unvollständigen Synthese der Enteropepti- dase führen.

Bei Patient 1 waren auf beiden Allelen Mutationen zu finden. Zum einem in Exon 8 (Position 821 in Bezug auf die cDNA-Sequenz), wo die Base C gegen T ausgetauscht ist. Dies hat zur Folge, dass sich der Informationsgehalt der alten Tripleteinheit verändert. Wird bei der herkömmlichen Basenkonstellation die Aminosäure Asparagin (Asn) kodiert, so ist bei der pa- thologischen Konstellation ein Stoppcodon entstanden. Deswegen wird bei diesem Patienten das Enteropeptidaseprotein nur bis Exon 8 gebildet. Da die Translation vor der aktiven Domäne abbricht, ist das Enzym funktionsunfähig. Auf dem anderen Allel liegt ein Defekt in Exon 23 vor. Die beiden Basen G und T an Position 2747 und

2748 in Bezug zur Wildtyp cDNA- Sequenz fehlen. Da Exon 23 die Serinprotease kodiert, geht dieser Basenverlust mit einem eindeutigen Funktionsverlust der Enteropeptidase einher (Abbildung 4.2).

Bei Patient 2 sind ebenfalls auf beiden Allelen Mutationen zu finden. Auf dem einen Allel liegt in Exon 18 eine Punktmutation vor (Position 2175 in Bezug zur cDNA-Sequenz). Die Base C wird gegen G ausgetauscht ist und es entsteht die Tripletsequenz von TGA. Dadurch verändert sich der Informationsgehalt der DNA dahingehend, dass nicht mehr die Aminosäure Serin kodiert wird, sondern der Befehl zum Proteinabbruch gegeben wird im Sinne eines Stoppcodons vor dem aktiven Zentrum der Serinproteasedomäne. Auf dem anderen Allel ist das Exon 22 betroffen, wo ebenfalls eine Punktmutation zu entdecken ist. Hier ist an Position 2609 in bezug auf die cDNA-Sequenz die Base C gegen T ausgetauscht. Dies hat eine Tripletveränderung dahingehend zur Folge, dass ein Stoppcodon entsteht. Damit liegt ebenfalls eine unvollständige Expression des Enteropeptidase-Enzyms vor, so dass die Verdauungsschwäche eindeutig dadurch determiniert ist (Abbildung 4.3).

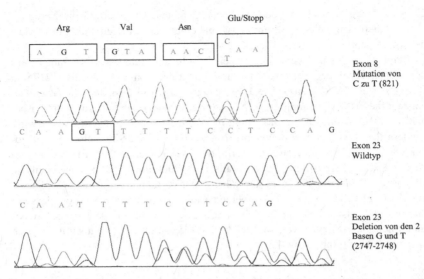

Abbildung 4.2 Mutationen im Proenteropeptidase-Gen bei Patient 1. Es können genetische Veränderungen auf beiden Allelen gefunden werden. Einmal in Exon 8 (Position 821 in bezug auf die cDNASequenz), wo die Base C gegen T ausgetauscht ist. Diese Punktmutation bewirkt ein Stoppcodon. Auf dem anderen Allel sind die beiden Basen G und T in Exon 23 weggefallen (Positionen 2747 und 2748 in Bezug auf die cDNA-Sequenz)